大展好書　好書大展
品嘗好書　冠群可期

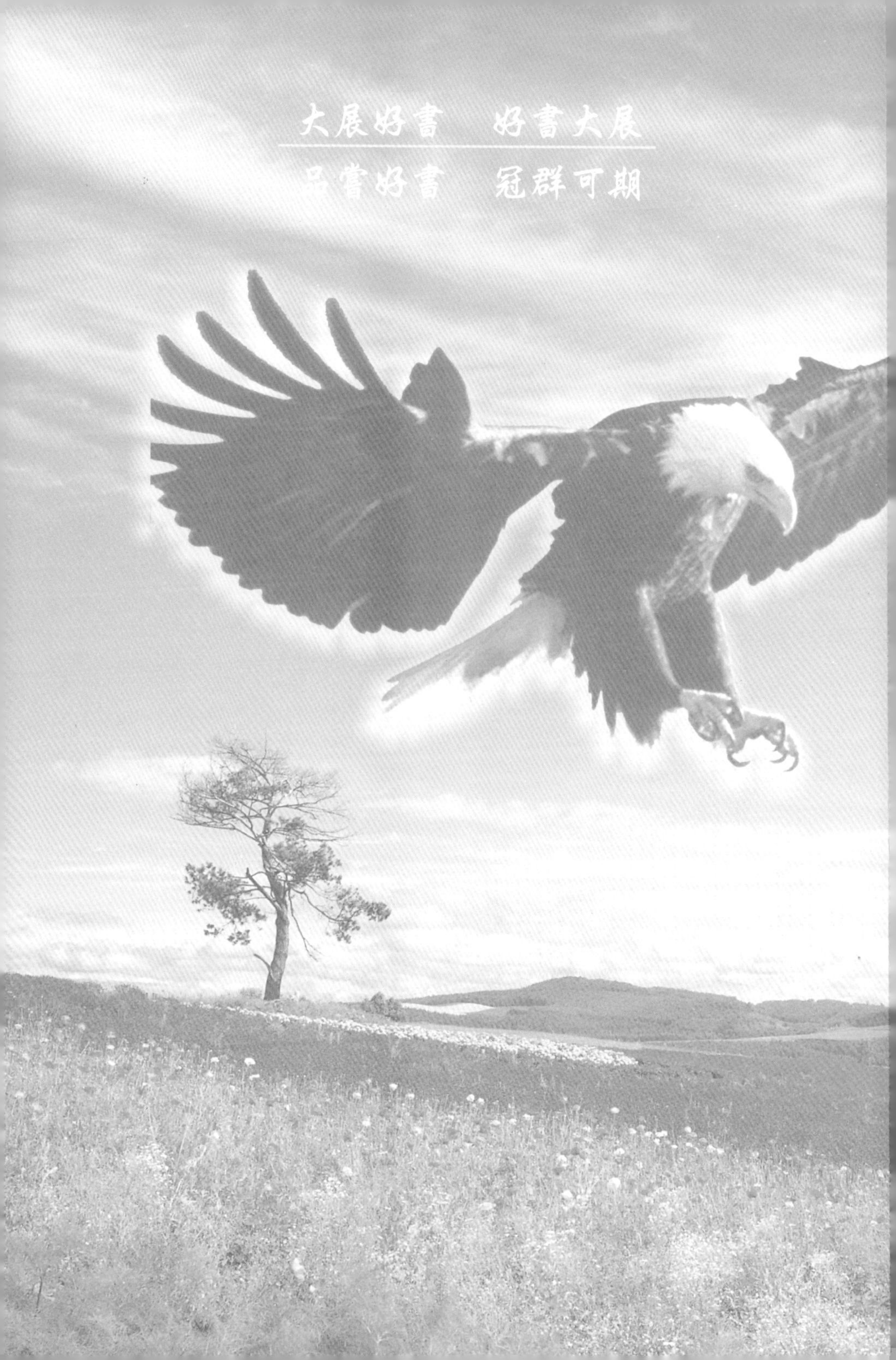
大展好書　好書大展
品嘗好書　冠群可期

元氣系列 19

李辰 主編

# 紅蘿蔔功效與斷食療法

大展出版社有限公司

# 前 言

## 1. 具各種功效的紅蘿蔔

紅蘿蔔是飲食中常見的菜，富含胡蘿蔔素，人們認識了胡蘿蔔素的營養價值而提高了紅蘿蔔的身價。紅蘿蔔的功效越來越受到人們的重視，許多國家制定的防癌指南中，把多吃紅蘿蔔作為重要的防癌方法。

紅蘿蔔有各種異構體，分為α、β、γ和δ，其中尤以β具有最強的活性，也最重要。

醫學研究報告指出，β—胡蘿蔔素和抗氧化維他命（例如維他命C、E等），能夠預防及治療心血管疾病、老年性疾病和惡性腫瘤。

β—胡蘿蔔素經由肝臟中代謝換成維他命，能控制癌細胞異變，防止各種癌症。由於纖維素高，可減少便秘，致癌物滯留減少，亦可使癌細胞或癌前細胞走向良性分化。

將紅蘿蔔經石油醚提取後，可得到不定型的黃色物質，對人體降血糖有很好的功效。最新的研究顯示，停經後的婦女，如果每週至少吃五根紅蘿蔔，那麼，罹患卵巢癌的機率明顯降低。每天食用紅蘿蔔汁，能促使血壓下降，幫你遠離心血管疾病。

紅蘿蔔的防癌物質除胡蘿蔔素外還有維他命C、葉酸、木質醇等。這幾種物質協同作用，可有效地使致癌物失去活性。而其中富含的硒元素，更可止緩癌症成長，並提升免疫功能。總之，紅蘿蔔的功效不少。

## 2. 斷食療法

有句俗話說「八分飽恰恰好，十分飽無醫好」，而英國也有句諺語說「最少食者到頭來是最多食者」。

同時，據說在七十年前的金字塔上，發現刻有這樣的一段碑文。

Man lives on 1/4 of what he eats

On the other 3/4 lives his doctor

意思是：「人類的生存靠其所食的四分之一，其餘的四分之三則奉養了醫生。」換句話說，人類因過食而生病，卻養肥了醫生。在當時居然已經認識過食之害，少食的益處，實在令人驚訝。

古希臘的歷史學家也曾說：「埃及人的健康與年輕之本，是來自每月三日的斷食，以及藉由浣腸、嘔吐的洗滌胃腸。」

創下畢氏定理而舉世聞名的希臘數學家畢達哥拉斯（西元前五六〇～四八〇年左右），據說也認為「斷食會使腦筋聰明」，而經常做長期的斷食。

同樣地，希臘的醫聖伊波克拉提斯（西元前四六〇～三七五年左右）也主張「放肆飲食為害身體，強迫病人進食等於培養病情的發展。」

由此可見，古代的哲人都警覺到少食和斷食對身心的裨益。尤其是斷食也能帶動「心靈健康」的觀念，這似乎和今天許多宗教所信守的「斷食」教義息息相關。

回教有所謂的「喇嘛月」；印度教，每年也義務性地有幾次斷食活動；猶太教，更有斷食的習慣。

舊約聖經中，有摩西的四十天斷食；同時，基督的荒野斷食則相當有名。至今，天主教似乎也還延續著斷食的儀式。

古代唐義淨三藏的《南海寄歸傳》遊記裏，也記載著釋迦的語錄：「……四肢五體若有疾患，首要絕食。」

經濟發達，使得人們每日每餐胃袋飽脹，這對人體機能造成極大的威脅，結果是因過食，導致糖尿病、高血壓、癌症，以及風濕疼痛等疾病。

當一個人罹患疾病時，通常都會失去食慾。在動物的世界裏，一旦生病或受傷，在病情、傷口痊癒之前，絕不進食。

牠們會尋覓一處可以保暖、防風雨、使精神保持平靜的隱避場所，好好靜養並斷食。如此，不用藥物及手術即能恢復健康，這也是大自然所賦予我們的獨一無二治療法。

在動物的天地裏，雖然沒有醫院及醫生，卻能終生健康，安享天年，實在是蒙斷食療法之賜。換句話說，斷食是動物界維持生存的一個重要因素。

# 目錄

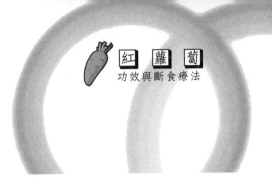

目錄

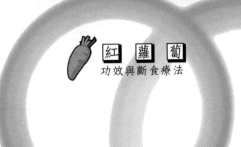

目錄

## 第四章　斷食中的各種症狀及其前後……七七

目錄

目錄



# 第六章 疾病的形成

## 第七章 斷食效用實例

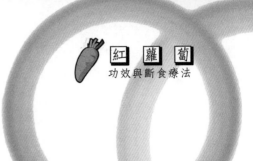

目錄

# 第一章 認識紅蘿蔔

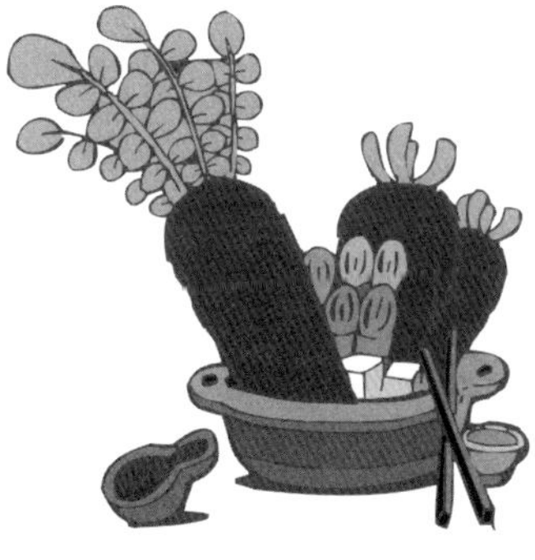

# 1. 世人重視的紅蘿蔔

紅蘿蔔（Carrot），為傘形科草本植物（Umbelliferae）的根部，又名黃蘿蔔、金筍、丁香蘿蔔，因原產於中亞細亞和北非一帶，又名胡蘿蔔。古代歐洲把紅蘿蔔視為藥品，到元朝末年傳入中國，現在各地均有栽培。

《本草綱目》說：「如今到處都有種植。八月份下種，生出的苗像邪蒿，莖肥且有白色的毛和臭味，像蒿不可以吃。冬月時挖根，生熟都可以吃，並且還有水果、蔬菜的功用。根有黃色、紅色兩種，帶點蒿氣，五、六寸長，大的有手握滿那麼大。三、四月莖高二、三尺，開碎小的白花，攢許多朵在一起，像傘的形狀，又似蛇床花。紅蘿蔔子也像蛇床子，只是比蛇床子稍長一點，且有毛，呈褐色，又像蘿蔔子，也可當調和食物的調料。」

紅蘿蔔因為顏色靚麗，肉質致密，脆甜爽口，而受到人們的喜愛。因其營養豐富，又對人體具有多方面的保健功能，在我國民間被譽為「小人參」。在西方，被視為菜中上品，荷蘭人對紅蘿蔔有特殊感情，把它列為「國菜」之一。在歐美，紅蘿蔔也是強健身體不可缺的食物，平常就用來改善便秘，增強體力。日本也重視紅蘿蔔，把它稱為「菜人參」，是他們喜歡食用的蔬菜。

紅蘿蔔是維他命A的主要來源，已經成為全世界的主要蔬菜。生食、熟食皆宜，脆甜爽口，是沙拉的好材料，也經常被用來榨汁。同時，可以製作各種加工食品。

## 2. 功效及應用

中醫學認為，紅蘿蔔味甘、性平，有健脾和胃、潤皮膚、壯陽補腎、化滯通氣、養肝明目等功效，可用於治療陽痿、性功能低下、夜盲症、百日咳等症。

紅蘿蔔其成分包括醣類、蛋白質、脂肪、維他命A、$B_1$、$B_2$、$B_6$、C、E、K、胡蘿蔔素、葉酸、菸鹼酸，以及鈣、磷、鐵、鎂、銅、鉀、鈉、氟、鈷、錳等礦物質，還有多種氨基酸、酵素、揮發油、有機酸和萜類化合物。含糖量比一般蔬菜高。

所含的胡蘿蔔素，含量可以和動物性食品媲美。具有維他命A的活性，能在體內很快轉變為維他命A，所以，胡蘿蔔素又名維他命A原，其中以B—胡蘿蔔素所佔的比例最高。因此，紅蘿蔔又有素中之葷的美譽。

紅蘿蔔富含胡蘿蔔素，胡蘿蔔素是食物中一種重要的抗氧化劑，它能提高機體的免疫功能，清除單氧自由基。

胡蘿蔔素有「細胞ＯＫ繃」的美譽，可以修護及鞏固細胞膜，防止像ＳＡＲＳ一般的病毒乘隙入侵，是提升人體免疫力最實際有效的做法。

胡蘿蔔素是修復氣管黏膜的幫手，並且會在呼吸道上形成一個保護膜，有效的隔離病原體對呼吸道黏膜細胞的傷害。

除抽菸者之外，容易吸到二手菸的人，利用胡蘿蔔天然的胡蘿蔔素，來維持呼吸道的黏膜組織的完整性，保護氣管與支氣管和肺部。

臨床檢驗證明，癌症患者，尤其是肺癌、胃癌、食道癌患者，血液中$\beta$—胡蘿蔔素的含量比正常人明顯偏低。

具體地講，在每一根胡蘿蔔中，既含有β—胡蘿蔔素，又含有α—胡蘿蔔素。實際上α—胡蘿蔔素的抗癌能力已超過了β—胡蘿蔔素。

有人曾做過這樣的實驗：在三個癌細胞培養基裏，第一個加入α—胡蘿蔔素，第二個加入β—胡蘿蔔素，第三個不加東西。結果顯示，α—胡蘿蔔素抑制了癌細胞的增殖，β—胡蘿蔔素只顯示出中等的抑制癌細胞增殖的能力，而不加任何物質的癌細胞迅猛增殖。

β—胡蘿蔔素的強效抗氧化作用，已證實可以對抗多種的癌症。例如，肺癌、攝護腺（前列腺）癌、乳癌等，所以，對於曾經有癌症病史，或容易長息肉或囊腫體質的人，最好能每天多吃富含胡蘿蔔素的食物。

一九六七年法國歐頓斯博士，在一篇論文裏首次提到維他命控制癌瘤的作用，引起了醫學界的關注。

一九六八年美國病理學家盎波托做過一次實驗，用一百一十三隻小老鼠與苯並芘強致致癌物接觸，其中六十隻餵以維他命A，僅一隻患肺癌；五十三隻沒餵的，卻有十六隻誘發了肺癌。從此對維他命抗癌的研究、實驗開創先河。

維他命A可維持上皮組織的正常機能，保持皮膚健美，可使人的皮膚柔潤、光澤、有彈性；參與視網膜的正常感光反應。維他命A能保護視力，預防眼疾，例如夜盲症等；促進兒童生長發育，增強對付疾病抵抗力的壯身功效。

飲食中如果缺乏維他命A，會引起皮膚乾燥，角質代謝失常，容易鬆弛老化。長期熬夜工作、喝酒或服用大量藥物的人，都會加重肝臟負擔；而維他命A本來就是肝臟中重要的營養素，可以幫助肝臟細胞的修復。

紅蘿蔔含有豐富的可溶性纖維，可以幫助控制低密度脂蛋白（LDL，壞的膽固醇），並增加高密度脂蛋白（HDL，好的膽固醇），進而預防冠狀動脈疾病和中風。美國農業部的研究人員發現，平均每天吃二根紅蘿蔔，就可以降低百分之十～二十的膽固醇。

紅蘿蔔含有豐富的硼，它是人體不可缺的微量元素，在鈣的代謝中具有重要作用。缺硼會阻礙鈣的吸收，嚴重影響骨骼的機能，使其變得脆弱，容易發生骨折。

紅蘿蔔中含有大量的果膠物質，可與汞結合，以降低血液中汞離子的濃度，防止汞在體內積蓄，而使人體內有害的汞成分得以排除，所以國外有些部門已把紅蘿蔔作為經常接觸汞的人們的保健食品之一。

紅蘿蔔中所含的葉酸有抗癌作用，所含木質素有提高機體抗癌免疫力和消滅癌細胞作用。

紅蘿蔔中含有的「琥珀酸鉀」有降血壓效果，其中的槲皮素和山奈酚等物質，能增加冠狀動脈的血流量，降低血脂與血壓，減少心血管系統的發病率。

現代醫學多以胡蘿蔔作為細菌性痢疾、神經官能症、高血壓病的輔助食療品和用以預防食道癌、肺癌等發生。

紅蘿蔔中的大量胡蘿蔔素和木質素，對於長期吸菸的人，每日飲半杯胡蘿蔔汁，對肺部有保護作用；還可用於麻疹末期，多與香菜、荸薺同用。

美容美髮業者、印刷廠員工、洗衣店老闆、修車廠技師，在工作上都會接觸許多對身體有害的化學藥劑。化學藥劑對身體的傷害不是從呼吸道吸入，就是從皮膚接觸，所以要保護自己，要從維持完整的上皮組織做起，多吃紅蘿蔔即是最超值的排毒方法。

便秘會使腸壁接觸毒素的時間增長，會使腸細胞癌化的問題加重，所以，加強紅蘿蔔的攝取，加強抗氧化作用，可以減少致癌機率。

哈佛大學的研究發現，每週吃紅蘿蔔五次以上的人，比每個月只吃一次或少於一次的人，減少了百分之六十八中風的風險。

停經後的婦女，如果每週至少吃五根紅蘿蔔，則罹患卵巢癌的機率明顯降低。食用紅蘿蔔還能增強免疫力，防癌抗衰老，降低女性得卵巢癌的機會，對防止血管硬化、降低膽固醇和防治高血壓，也有一定效果。每天吃三兩紅蘿蔔最為適量（較小的紅蘿蔔一條、較大者半條）。

現代醫學研究發現，紅蘿蔔具有強心、降壓、降膽固醇、抗炎及抗過敏作用。但是過食會出現紅蘿蔔血症，皮膚泛黃、噁心、食慾不振、無力，常易被誤診為肝炎。只要停止食用二～三個月，症狀即可消退。

## 3. 選購要訣

台灣的台南市產量為全省之冠，尤其是將軍區，人稱「紅蘿蔔之鄉」。十一月到隔年三月是紅蘿蔔的生產收成期，四～十月則多半以冷藏貨供應。

選購紅蘿蔔，以莖塊質地硬直，體態均勻飽滿，表皮清潔光滑，沒有斑痕，根鬚新鮮者較佳。但鮮亮發濕的紅蘿蔔，很可能是被硫磺燻蒸過的，購買時宜多加小心。

颱風前後，菜價往往暴漲，尤其葉菜類的價格更是翻升，讓不少家庭主婦一時捉襟見肘。這時候何妨購買價格平實，營養價值高，又可久放的紅蘿蔔。

在我們一般所食用的紅蘿蔔之中，有粗短矮胖形狀的西洋種，和味道很甜，鮮紅色的東洋種。西洋種的營養價值較高，最近有一種迷你紅蘿蔔很受歡迎。表面平滑有光澤，顏色較深者為上品。頭的部份如果發青，則表示發育不足，因此味道也就遜色。

置於室內通風陰涼處存放。可用報紙將紅蘿蔔包起來，再放進冰箱冷藏，即可保存約一個月。

實際上，紅蘿蔔的葉片部分也有營養，甚至比根莖部分要來得豐富，因此，請不要丟棄而要好好的加以利用，但是，卻很難買到有新鮮葉子的紅蘿蔔。

# 4. 注意事項

## ①紅蘿蔔不宜配酒

紅蘿蔔中含有大量的胡蘿蔔素，如果胡蘿蔔素與酒精混合，會在肝臟中產生毒素，引起肝病。因此，人們要改變「紅蘿蔔下酒」的不良飲食習慣，紅蘿蔔不宜做下酒菜，飲酒時也不要使用含有胡蘿蔔素的食物，特別是在飲用紅蘿蔔汁時更不要飲酒，以免對健康造成重大的影響。

## ②不宜多食

多食用紅蘿蔔會引起黃皮病，全身皮膚發黃，但眼珠不黃，這是因胡蘿蔔素所致，只要停食紅蘿蔔二～三個月，便會自行消退，不影響健康。

## ③不宜生食

紅蘿蔔中所含的胡蘿蔔素，只是維他命A的半成品，而且紅蘿蔔內的β胡蘿蔔素為脂溶性營養素，不易被人體直接吸收，生吃時，其中有百分之九十的胡蘿蔔素會被排洩掉，胡蘿蔔素是脂溶性物質；只有溶解在油脂中，才能在人體小腸黏膜作用下轉變為維他命A為人體吸收。

研究表明，油炒紅蘿蔔可使胡蘿蔔素的吸收提高二～三倍，食用可明顯提高其吸收率，所以，紅蘿蔔最好用油炒食或與肉燉食。但若是想增加纖維質，生吃則無妨。

紅蘿蔔的烹煮方式，建議如下：

(一)炒食：宜用油乾炒，因為加水或過熱，容易產生怪味，小火則會使胡蘿蔔素溶於脂肪（油呈紅黃色）。

(二)煮食：利用肉內脂肪溶解胡蘿蔔素，所以宜加入肉類一起煮。可讓人體容易吸收，又增美味。如果與其他蔬菜混合時，可先將紅蘿蔔炸炒之後再加入其他蔬菜，有溶化胡蘿蔔素與除味作用。

另外，紅蘿蔔的表皮β—胡蘿蔔素量最高，如欲去皮，不可削太厚。市面上常見的紅蘿蔔炒蛋，就是一道可口又有益於健康的菜餚。

## ④不宜加醋

β胡蘿蔔素加醋易被破壞，明顯降低紅蘿蔔的營養價值，食用時以不加或少加醋較好。

## ⑤不宜切碎後水洗

紅蘿蔔的植物細胞，細胞壁厚，難消化，切絲、剁碎，可以破壞細胞壁，使細胞裏的養分都出來。因此，避免切碎後水洗或浸太久，以免水溶性物質流失。

## ⑥不宜與排鉀利尿劑同用

紅蘿蔔不宜與排鉀利尿劑同用，因為紅蘿蔔含琥珀酸鉀鹽，有排鉀作用。用油炒最營養。

## ⑦要細嚼慢嚥

紅蘿蔔食用時要細嚼慢嚥，細嚼慢嚥有助於細胞壁內的胡蘿蔔素充分的溶出，如果食用時咀嚼時間過短，會明顯降低胡蘿蔔素的吸收率。

## ⑧注意削皮

有用的胡蘿蔔素成分，靠近皮的部分含量很多，因此，記得削皮的時候請利用削皮器削薄一些。

## ⑨吃天然的

要吃天然的紅蘿蔔，或是紅蘿蔔汁，不要買單一製劑的β—胡蘿蔔素，其人工合製劑，對於抽菸的人反而有致癌危險。

# 第二章 紅蘿蔔的食療

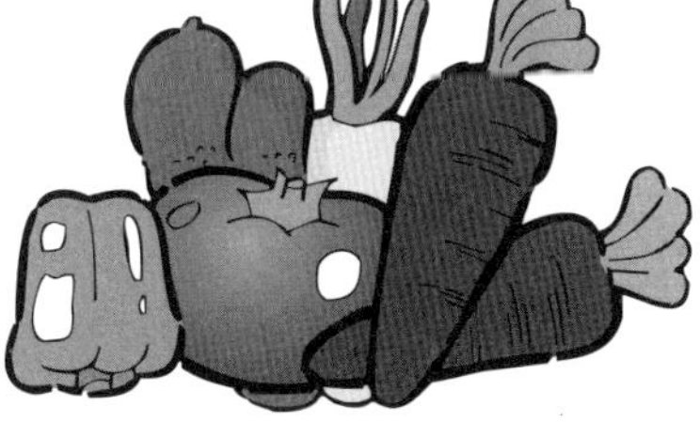

因紅蘿蔔帶有甜味，而且紅色又可為料理增色不少，所以，做為料理使用時應用範圍很廣。

紅蘿蔔可涼拌或素炒、榨汁，也可配肉類煎、烹、炸、煮，做出多樣的菜餚，是一種難得的蔬菜、藥兼用品。以下提供的紅蘿蔔飲食，除了具有藥效外，也有豐富的營養，在預防與治療疾病上有所助益。

## 1. 紅蘿蔔汁

【效用】腸燥便秘。

【材料】紅蘿蔔五百克，蜂蜜適量。

【作法】紅蘿蔔榨汁，加適量蜂蜜調服，每天早晚各一次。

## 2. 紅蘿蔔甜菜汁

【效用】淨化血液。

【材料】紅蘿蔔一五〇克，甜菜根五十克，甜菜葉五十克，蘋果一百克。

【作法】全部材料洗淨放入果菜機中榨汁。

## 3. 紅蘿蔔芹菜汁

【效用】高血壓。

【材料】紅蘿蔔、芹菜各六十克。

【作法】全部材料洗淨放入果菜機中榨汁。每天二次。

## 4. 紅蘿蔔蘋果芹菜檸檬汁

【效用】便秘、眼睛疲勞。

【材料】紅蘿蔔和蘋果各二百克、芹菜二十克、檸檬汁三CC。

【作法】檸檬汁以外的其他材料一起榨汁，最後加入檸檬汁即可。也具抗病毒效果，同時有助於發育中孩子的成長。

## 5. 紅蘿蔔蘋果蛋黃汁

【效用】消除疲勞、增強體力、美容。

【材料】紅蘿蔔和蘋果各一五〇克、蛋黃一個、蜂蜜適量。

【作法】紅蘿蔔、蘋果榨汁後，將蛋黃、蜂蜜加入果汁中拌勻即可。

## 6. 紅蘿蔔蘆筍蘋果檸檬汁

【效用】消除疲勞、強化血管、降血壓。

【材料】紅蘿蔔、蘆筍、蘋果各一百克、檸檬汁五CC。

【作法】檸檬汁以外的其他材料一起榨汁，最後加入檸檬汁即可。

## 7. 紅蘿蔔蘋果生薑汁

【效用】促進血液循環、治虛冷症。

【材料】紅蘿蔔和蘋果各一五〇克，生薑一小塊。

【作法】全部材料一起榨汁飲用。

## 8. 紅蘿蔔芹菜蘋果汁

【效用】增強精力、消除疲勞、促進孩童發育。

【材料】紅蘿蔔二百克、芹菜一百克、蘋果一五〇克。

【作法】蘋果、紅蘿蔔連皮洗淨，全部材料一起榨汁飲用。

## 9. 紅蘿蔔高麗菜蘋果汁

【效用】胃潰瘍。

【材料】紅蘿蔔一條、高麗菜一五〇克、蘋果一個、檸檬⅙個。

【作法】全部材料洗淨放入果菜機中榨汁。胃部虛弱、容易焦躁、食慾不振的人可以經常飲用。

## 10. 紅蘿蔔高麗菜汁

【效用】胃弱、胃潰瘍、乏力、食慾不振。
【材料】紅蘿蔔、高麗菜、蘋果各一五〇克。
【作法】紅蘿蔔不去皮，全部材料一起榨汁飲用。

## 11. 紅蘿蔔高麗菜豌豆汁

【效用】肥胖兒童理想食品。
【材料】紅蘿蔔三公分，高麗菜一百克，芹菜五公分，豌豆五個，雞肉五十克，開水一碗，鹽、胡椒。
【作法】高麗菜、紅蘿蔔切碎，芹菜去葉細切。雞肉也切碎，加入開水慢煮。等熟了之後再加入鹽、胡椒、豌豆，再煮一下即止火。

## 12. 紅蘿蔔甜菜芹菜汁

【效用】便秘、發疹、貧血、淨化血液。
【材料】紅蘿蔔一五〇克，甜菜根及葉各二十克，芹菜一百克，蘋果一百克。
【作法】材料洗淨，連皮放入果菜機中榨汁。

## 13. 紅蘿蔔牛蒡汁

【效用】胃痛、改善體質。
【材料】紅蘿蔔二百克，牛蒡一五〇克，蘋果二百克。
【作法】全部材料一起榨汁飲用。如果覺得難喝時可多加蘋果量。

## 14. 紅蘿蔔花菜檸檬汁

【效用】高血壓、失眠、抵抗力弱。
【材料】紅蘿蔔和花菜（帶葉）各一五〇克、檸檬汁五ＣＣ。

【作法】紅蘿蔔、花菜榨汁，最後加入檸檬汁即可。

## 15. 紅蘿蔔香瓜蔬菜汁

【效用】高血壓、動脈硬化、扁桃腺腫脹、凍傷。

【材料】紅蘿蔔和青椒各一百克、芹菜和油菜各三十克、香瓜三百克、檸檬汁五CC。

【作法】先將檸檬汁以外的其他材料一起榨汁，再加入檸檬汁即可。

## 16. 紅蘿蔔花椰菜汁

【效用】高血壓、失眠症。

【材料】紅蘿蔔二五〇克，花椰菜（花與葉）一五〇克。

【作法】花椰菜切小塊，與紅蘿蔔放入果菜機榨汁飲用。

## 17. 紅蘿蔔梨子葡萄汁

【效用】預防感冒、激烈運動、胃腸障礙。。

【材料】紅蘿蔔一條，梨子半個，葡萄一串，檸檬半個。

【作法】檸檬汁以外的其他材料一起榨汁，最後加入檸檬汁即可。

## 18. 紅蘿蔔山藥汁

【效用】精力減退、陽痿。

【材料】紅蘿蔔和山藥各一五〇克、海帶和鰹魚熬煮的湯汁。

【作法】紅蘿蔔、山藥先榨汁，再和海帶、鰹魚的熬汁一起攪拌即可。

## 19. 紅蘿蔔蒲公英汁

【效用】強壯、強精。

【材料】紅蘿蔔二百克，蒲公英（葉與莖）一百克，蘋果二百克。

【作法】將蒲公英的葉、莖洗淨，和紅蘿蔔、蘋果放入果菜機榨汁飲用。

## 20. 紅蘿蔔甜菜黃瓜汁

【效用】膽結石、腎結石。
【材料】紅蘿蔔一五〇克、甜菜根五十克、甜菜葉五十克，黃瓜一五〇克。
【作法】全部材料洗淨放入果菜機中榨汁。

## 21. 紅蘿蔔蓮藕根汁

【效用】消除疲勞、神經痛、風濕痛。
【材料】藕根一五〇克、紅蘿蔔一百克、蘋果一五〇克。
【作法】全部材料不必削皮，洗淨放入果菜機中榨汁。

## 22. 紅蘿蔔荷蘭芹汁

【效用】消除疲勞、安定精神。

【材料】紅蘿蔔二五〇克、荷蘭芹五十克、蘋果一〇〇～一五〇克。
【作法】全部材料放入果菜機榨汁，夏天冰涼再喝。

## 23. 紅蘿蔔芹菜香菜菠菜汁

【效用】幫助消化、消除緊張。
【材料】紅蘿蔔和芹菜各一百克、香菜和菠菜各五十克。
【作法】全部材料一起榨汁飲用。

## 24. 紅蘿蔔菠菜汁

【效用】眼睛疲勞、貧血、低血壓、畏寒症、增加母乳。
【材料】紅蘿蔔和蘋果各一五〇克、菠菜五十克、檸檬⅙個。
【作法】紅蘿蔔、菠菜、蘋果榨汁後，加入檸檬汁即可。

## 25. 紅蘿蔔小松菜汁

【效用】眼睛疲勞、假性近視。
【材料】紅蘿蔔一五〇克，小松葉一百克，荷蘭芹三十克，蘋果一二〇克。
【作法】材料洗淨，紅蘿蔔、蘋果不必削皮，全部放入果菜機榨汁飲用。

## 26. 紅蘿蔔蘋果香菜汁

【效用】眼睛疲勞、抵抗力弱、便秘。
【材料】紅蘿蔔一五〇克、蘋果二百克、香菜十克。
【作法】全部材料一起榨汁飲用。

## 27. 紅蘿蔔香菜蘋果汁

【效用】青春痘、腫疱、凍瘡、失眠。
【材料】紅蘿蔔二五〇克、香菜和蘋果各五十克。

【作法】全部材料一起榨汁，加入些許蜂蜜更好喝。

## 28. 紅蘿蔔香瓜芹菜檸檬汁

【效用】孕婦特有的頭暈、偏食、虛弱、冒冷汗。
【材料】紅蘿蔔和香瓜各一五〇克、芹菜五十克、檸檬汁五ＣＣ。
【作法】檸檬汁以外的其他材料一起榨汁，最後加入檸檬汁即可。

## 29. 紅蘿蔔紫蘇高麗菜蘋果汁

【效用】氣喘、維他命或礦物質不足。
【材料】紅蘿蔔一五〇克、紫蘇葉十五片、高麗菜和蘋果各一百克。
【作法】全部材料一起榨汁飲用，加入少許鹽更好喝。

## 30. 紅蘿蔔芹菜荷蘭芹菠菜汁

【效用】滋養、消除緊張。

【材料】紅蘿蔔一五〇克，芹菜五十克，荷蘭芹一百克，菠菜五十克。

【作法】全部材料一起榨汁飲用。

## 31. 紅蘿蔔蘋果菠菜汁

【效用】熬夜工作、視力減退、雙腳無力、食慾不振。

【材料】紅蘿蔔和蘋果各一五〇克、菠菜二百克。

【作法】上列材料全部一起榨汁飲用。對於改善母乳品質也有效，同時能改善貧血、虛冷症。

## 32. 紅蘿蔔荸薺香菜茶

【效用】痲疹。

【材料】紅蘿蔔五十克，荸薺五十克，香菜二十克。

【作法】三項水煎當茶頻頻飲用。

## 33. 紅蘿蔔荸薺茶

【效用】水痘。
【材料】紅蘿蔔五十克，荸薺五十克，金針菜二十克。
【作法】三項水煎，當茶飲用。

## 34. 紅蘿蔔冬瓜粳米粥

【效用】水腫。
【材料】紅蘿蔔五克，冬瓜五十克，粳米一百克。
【作法】三項煮粥飲用。

## 35. 紅蘿蔔粳米粥

【效用】消化不良、久瀉久痢。
【材料】紅蘿蔔二五〇克，粳米六十克。

【作法】二項加水煮熟，分二次服食，連食數日。

## 36. 紅蘿蔔紅棗湯

【效用】百日咳、慢性咳嗽。

【材料】紅蘿蔔二百克，紅棗二十克，水一五〇〇CC。

【作法】紅蘿蔔洗淨切片，加紅棗與水，用中火煮，煎至五百CC，取汁飲服，一天分三次服完，連食數天。

## 37. 紅蘿蔔鱔魚熱炒

【效用】夜盲症、角膜乾燥症。

【材料】紅蘿蔔六百克，鱔魚肉四百克，油、鹽、醬油、醋適量。

【作法】二項切成絲，加油、鹽、醬油、醋炒熟，每天一次，六天為一療程。

## 38. 紅蘿蔔豬肝燉煮

【效用】夜盲症。

【材料】紅蘿蔔一百克，豬肝六十克，調味料。

【作法】二項加調味料燉煮，每天一次，連續多日。

## 39. 炒紅蘿蔔加川椒

【效用】蛔蟲腹痛。

【材料】紅蘿蔔、川椒各適量。

【作法】紅蘿蔔微炒，等待散發出香味時為止，再與川椒共研粉末，每次十五克，早上空腹時服下，連服二～三天。

## 40. 紅蘿蔔牛蒡香菇湯

【效用】抗癌、高血壓、關節炎、視力減退。

【材料】紅蘿蔔半條，白蘿蔔四分之一條，牛蒡半條，乾香菇一～二朵。

【作法】

①前三項洗淨，泡鹽水三分鐘後再用水沖洗。

②將所有材料入鍋，加三～四倍的水用大火煮開，轉小火續煮一小時。

③將所有材料過濾，冷卻後即可飲用（不加任何調味料）。

## 41. 紅蘿蔔燒羊肉

【效用】溫補脾胃虛寒，止胃腕冷痛。

【材料】紅蘿蔔五百克，羊肉五百克，鹽、醬油、八角、料酒、蔥白、花椒、辣椒、胡椒粉各適量。

【作法】

①紅蘿蔔洗淨切塊。

②羊肉洗淨，放入開水中煮幾分鐘，再以清水漂洗乾淨，用刀切成塊狀。

③炒鍋內放油，將花椒、辣椒、蔥白、八角炸一下，然後放入羊肉塊，用大火

炒至變色，加入適量清水，再放入紅蘿蔔，燉二～三小時，至羊肉爛熟，加入鹽、料酒、胡椒粉，再稍燜一會兒即可。

## 42. 紅蘿蔔炒芹菜海帶

【效用】高血壓、消腎火、降血壓、降膽固醇。

【材料】紅蘿蔔一百克，芹菜二百克，海帶五克，植物油、鹽、醬油、料酒、茴香、蔥花各適量。

【作法】

①紅蘿蔔洗淨後，切絲。

②芹菜擇去根葉，洗淨，濾乾，約切成三公分長。

③海帶用冷水浸泡一小時。洗淨後，再用溫水浸泡半小時。充分發漲後，切成大段，倒入小砂鍋內，加冷水浸泡。中火燉半小時，加料酒一匙，醬油二匙，再改用小火慢燉半小時，離火冷卻，切絲備用。

④鍋燒熱，將①乾炒八分鐘，至八成熟，盛起，備用。

⑤炒鍋置於火上，放油二匙，用中火燒熱油後，倒入②，炒五分鐘，再倒入④，加鹽、料油。繼炒三分鐘後，倒入③，加水少許，燜炒五分鐘，撒入葱花即可。

## 43. 炒金針三絲

【效用】健脾益肺，化痰消腫，小便黃赤，食慾不振。

【材料】紅蘿蔔、竹筍、白蘑菇各三十五克，乾金針五十克，料酒、鹽、糖、麻油適量。

【作法】

①紅蘿蔔、竹筍洗淨切絲。蘑菇手撕成絲。金針浸入溫水中泡軟，揀去老梗洗淨，瀝乾水。

②炒鍋放油，燒至七成熱，放入①煸炒，加鮮湯、料酒、鹽、糖炒至沸，用小火燜燒至金針入味，改旺火，再勾芡，淋上麻油即可。

## 44. 豬肝炒紅蘿蔔

【效用】養陰和胃。

【材料】紅蘿蔔、小黃瓜各二十克，豬肝五十克，植物油八克，醬油、料酒、鹽適量，葱、薑、蒜末少許。

【作法】

①豬肝、紅蘿蔔、小黃瓜分別洗淨切片。

②食鹽、料酒、醬油、葱切碎、薑切碎、蒜末調成碗汁。

③鍋內放油燒熱，放入豬肝片，猛火爆炒數下，放入紅蘿蔔、小黃瓜和碗汁，猛火炒至熟即可。

## 45. 紅蘿蔔炒肉片

【效用】健脾益胃。

【材料】紅蘿蔔二五〇克，豬肉一百克，植物油二十五克，葱、薑、香菜、鹽、醬油、醋各適量。

【作法】

①紅蘿蔔洗淨切片，豬肉也切片。

②鍋內加植物油燒熱，放入蔥、薑絲熗鍋，加肉片翻炒，再加紅蘿蔔片、醬油、鹽、醋，炒熟後加香菜翻炒即可。

## 46. 燜紅蘿蔔海帶

【效用】利水、消氣、減肥。

【材料】紅蘿蔔、海帶適量，丁香、大茴香、花椒、桂皮、核桃、素油、醬油各適量。

【作法】

①紅蘿蔔切成粗絲。

②海帶用水泡一天一夜（中間換二次水），洗淨後切成絲。

③素油燒熱，加海帶絲炒幾下，放入丁香、大茴香、花椒、桂皮、核桃、醬油

和清水燒開，改中大火燒至海帶爛，再放入紅蘿蔔絲燜熟即可。

## 47. 紅蘿蔔冬瓜白菜羹

【效用】減肥健體、補虛消腫、高尿酸血症。

【材料】紅蘿蔔三十克，白菜二百克，冬瓜三百克，薑、蔥、調味料適量。

【作法】

①冬瓜去皮、瓤，洗淨切成方塊，白菜洗淨切成四公分長段，紅蘿蔔切小塊，薑切薄片，蔥切段。

②炒鍋放火上，加油燒熱，投入蔥花，放紅蘿蔔煸炒，再加入蔥段、薑片、白菜、冬瓜塊，翻炒幾下，加鮮湯，煮沸約十分鐘，加入鹽、醬油，最後濕澱粉汁調勻即可。

## 48. 炒紅蘿蔔絲瓜筍片

【效用】滋陰益氣，健脾補腎利水，痛風性結石。

【材料】紅蘿蔔二十五克，嫩絲瓜三百克，筍片五十克，鹽適量。

【作法】

①紅蘿蔔切成菱形片，放在冷水中浸泡。嫩絲瓜削去外皮，切成菱形塊。

②將紅蘿蔔、筍片一起放在沸水鍋內，幾分鐘後再將絲瓜片燙一下，一起撈出備用。

③起油鍋，再倒入紅蘿蔔、筍片、絲瓜稍炒。最後加鹽調味。

## 49. 炒菠菜紅蘿蔔冬筍

【效用】脂肪肝、高血脂、高血壓症。

【材料】紅蘿蔔五十克，菠菜二百克，冬筍、香菇各十五克，油、薑、鹽各少許。

【作法】

①洗淨材料後，菠菜切段，紅蘿蔔、冬筍、香菇切絲。

②油鍋燒熱，放入薑末熗鍋，放筍絲、香菇絲、紅蘿蔔絲煸炒幾下。放菠菜煸炒，加鹽，炒至菠菜軟即可。

# 第三章 斷食是最佳的治療法

註：（以下由《紅蘿蔔汁斷食療法》重新編排）

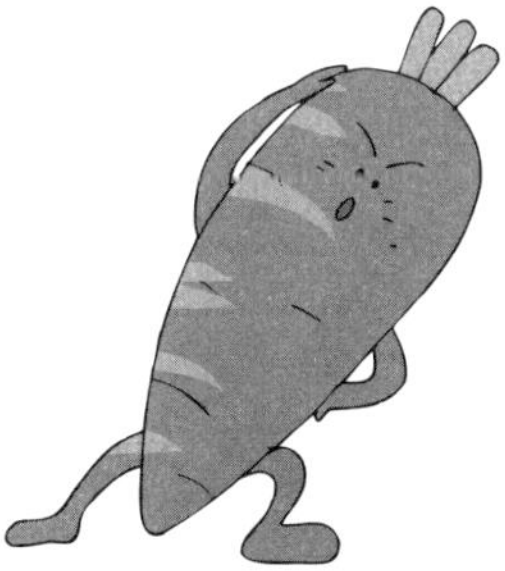

# 斷食療法的由來

積極地將斷食和少食應用於「治療」上者，大約是始於《醫學典範》的作家——依本‧亞那（阿拉伯的醫學家，西元九八〇～一〇三七年）。

據說，他的治療法是，讓患者斷食約一個月，其間則教導患者散步、做簡易體操、日光浴，並施予按摩。因這個方法而痊癒者，不在少數。

其後，德國的菲立德立比‧霍夫曼（西元一六六〇～一七四二年），將斷食療法應用於腦中風、胃潰瘍、關節疼痛、風濕、壞血症、皮膚病等治療，而獲得「最佳的治療法是斷食」的結論。

接著，到十九世紀中期，由美國的約翰‧德伊博士等人，用科學的方法研究出斷食療法的功能。在二十世紀，就有更多的醫學家提倡斷食的效益。

譬如，美國的塔那博士，曾在美國醫科大學人員的監視下，親自做了四十天的斷食，其效益非但是醫學界，連一般大眾也驚覺其神奇。

同樣地，美國的著名作家安普頓・辛克雷亞，用十一天及八天的兩次斷食，將自己身患的各種疾病，完全地根治，並於一九一一年著作《斷食療法》、《現代人的生活戰術》二書，隨即暢銷全世界。

到了一九一四年，F・哲根亞爾，由許多的臨床病例，證實斷食的效果，也出版了《斷食療法》。從此，醫學界再也無法忽視斷食療法的功能。

到了一九二〇年，在美國的德州設立由哈勃特・亞爾頓博士所創的斷食療法醫院。據說在此之前，該博士已經應用斷食療法拯救大約五萬名難症病患。

日本人自古以來就有斷食的活動。不過，直到明治、大正時代的小說家村井弦齋，於大正四～五年間，前後做了一星期及三十天的斷食，而將體弱的毛病一掃而光，並著作《斷食療法》一書，才讓世人也留意到斷食療法的病理治療。

接著，法學博士今井嘉幸於大正八～十年間，藉由數次的斷食，克服了自己長年的支氣管哮喘後，斷食療法的功能，更受到大家的矚目。

然後，大阪醫科大學的外科部長大橋兵次郎博士，於一九三〇年一月，在京都嵯峨的覺勝院斷食道場上，身體力行，從事因斷食所引起生理變化的研究。

從該研究發覺，斷食一星期到十天左右，血液中的白血球數目會增加。因此，解開斷食之所以能有效地治療結核、梅毒或感冒等感染症的原因。

東北大學的婦產科九島勝司教授等人，應用斷食療法於精神性身體機能障礙及婦科疾病的成就，是斷食療法成為現代醫學科目的發端。

## 斷食的記錄

據說，人若沒有空氣三分鐘、無水三天、無食三十天，就會死亡。因此，只是飲水三十天不進食，就有生命的危險。但是，根據歷史的事實，也並不見得三十天的斷食就是大限。

一九六三年三月二十六日的空難新聞，即可證明這個事實。

當年，墜機於 Northern British Columbia 山腹的生還者，是美國加州的飛行員萊爾夫·弗羅倫斯（四十二歲）及紐約布魯克林的女大學生海倫·克拉門（二十一歲）。

他們墜落在嚴冬的荒野，長達四十九天，於一九六三年的三月二十五日獲救。其間，有四十天完全缺糧，只靠冰水維持生存。獲救時，海倫約瘦十四公斤，弗羅倫斯體重則減輕約十八公斤。但是，經專案小組醫生的診斷，身體仍保持著良好的狀態。

一九一〇年，愛爾蘭發生政變，柯克市的市長及十名同僚被抓入獄後，立即展開絕食抗議。到了第七十四天，市長不支死亡；第八十八天，又有一人命歸西天。其餘八名。奮鬥到第九十四天而終止絕食抗議，但再無一人喪亡。

據說印度的錫克教徒蘭吉特・辛克（西元一七八〇～一八三〇年），被埋在墓地裏四十天仍生還。在十九世紀中葉出現了斷食名人斯奇（法國人），他在一八六六年到一九〇四年間，做了二十天到四十五天不等的斷食，達十次之多。

另外，一名叫夫依基的牧師，於八十一歲做了五十天的斷食後，竟然返老還童，猶如回到壯年一般。

目前，高居世界斷食記錄首位的人，只靠白開水而存活一百零一天的佛斯達夫人（南非人）。

相反地，在一九二五年德國醫學誌（第六期）上，刊載出斷食的失敗實例。

根據內文，「一九二五年三月二日，一位五十五歲的商人N，身體並無病痛，只為增強體力，住進一家實施斷食療法的醫療院。在該院做了四十五天的斷食後，體重減輕十七公斤。斷食中止時，並無任何異狀，但是補食至第二天時，全身肌肉產生痙攣，補食至第四天時，開始不知所云；到了第六天，精神出現錯亂；第八天時，終日昏睡，到了第十天，就已死亡。法醫診斷的結果，係因衰弱致死。」

不過，斷食療法專家們認為，「死因是出於補食方法的失敗」。亦即，N在經過長期斷食之後，進食過多的蛋類等動物性蛋白質和高脂肪的食物而導致死亡。

## 斷食與飢餓

對「斷食」一語，會產生排斥感的人不在少數。這些人在腦海裏都認為，斷食→營養失調→死亡。換句話說，他們是聯想到天災、戰爭或凶作時的「強制性斷食」，而把斷食（fasting）和飢餓（starvation）混為一談。

所謂斷食，是「利用貯藏於身體的組織和細胞內的營養，而可維持自己的生命和健康的狀態」，而飢餓是「身體內藏的營養耗盡，帶有生命危險的狀態」。

因此，飢餓是導致死亡的過程。

相反地，斷食是只要期間適當，能帶動增進身體健康，並治療疾病的過程。

一般言之，體重減輕到百分之四十～四十五時，即陷入飢餓狀態；但若只達體重的百分之二十～二十五左右，在斷食後，仍然可以復原。

亦即，這之間的百分之二十～二十五的差距，是安全與危險的臨界線。

所以，二十五天乃至三十天的飲水斷食，體重只減少百分之十二～十八左右而已，縱然整整三十天的飲水斷食，也不會造成大礙。

## 斷食的生理

英國的卡林頓博士曾這麼說：「生病的原因只有一個，而表現在外面的症候就是疾病。醫生若只治療症候，而不治根拔本，就稱不上全治。

根本的原因在於食物，攝取過多的食物是致病的原因。……食物若被全部消化、吸收而排泄，倒也無礙。問題是進食過多的食物，蓄積體內，阻塞血管，使血液循環惡化，這才是萬病之源。而斷食是把蓄積的食毒＝老廢物排泄乾淨。」

法國的諾貝爾生理學得獎者亞雷奇西斯・加雷爾也說過：「斷食才是洗滌我們的器官與體液，賦予體內組織及精神變化的方法。」

這兩位醫學家的卓見，正與東方醫學所主張的思想一致，「血液的污染才是萬病之源，而該污染則起因於不正常或過量的攝取食物」。

換句話說，斷食才是替我們徹底清掃血液中污染的唯一手段。

## ●排泄的重要性

藉由斷食，體內的脂肪才能化為熱量，而蓄積的老廢物或有毒物，也才能被血液、淋巴液吸收，從腎臟、皮膚排泄出去。

簡單地說，生命的組織可分成食物的消化、吸收與利用、排泄等三個階段。

若是排泄不良，就會蓄積廢物而致病。所以，從預防疾病這一點看來，排泄遠比營養重要。「攝取食物會抑止排泄」，亦即「吸收會阻止排泄」是歷來生理學上的理論。換句話說，身體不能同時吸收又排泄。這種說法，由平常多食卻會便秘的情形即可瞭解。

相反地，斷食或少食，則會促進排泄。也就是說，經由斷食，會使身體的機能朝向排泄、治療的方面運作。

胃腸、肝臟、腎臟等消化器官，具有人類智慧和科學所無法理解的超然能力，其可將米飯、魚、菜等食物化解為人體的血肉，這是耗費所有生命力的一項大工程。

所以，藉著斷食讓消化器官休養一下，促使生命力朝向排泄與疾病的治療反應方面運作的推理就不難理解。任何疾病，都會產生「食慾減退」的現象，這就是體內要靜止消化器官運作的自然反應。

斷食中，會排宿便、流大量污穢尿液、口腔內黏膩，不時地出痰、皮膚變得油滑、呼氣惡臭、帶紅斑、身體浮腫又有分泌物……這許許多多的排泄反應，都具體地證明方才的論調。

## ●酸毒症

一般而言，脂肪並不能單獨成為熱量，必須再與糖等碳水化合物的共存下，才能轉換為熱量。

斷食之初，體內含蓄積一種叫糖原（glycogen）的動物性多糖類，體內的脂肪則藉此糖類而轉換。不過，當斷食後的二、三天，此糖類將耗盡，脂肪也會產生不完全的轉換現象。其結果是，酪酸或丙酮等酸化物在血液中增加，造成血中的鹽酸度降低，而陷入酸毒症的狀態。

斷食經驗者都認為，「斷食的第二～三天最難過」。這就是酸毒症的作祟，會有異常的空腹感、嘔氣或嘔吐、無力感等現象出現。

這時候，藉由深呼吸來攝取氧氣、用浣腸法捨去老廢物，並用冷浴來活化自律神經的機能，就可減輕症狀。

而因個人體質的不同，有的人直到斷食後一個星期左右，酸毒症的症狀仍會持續著。不過，這些症狀多半會突然消失。這是因為體內自然地恢復到自製營養狀態的緣故。也就是說，體內的脂肪、蛋白質分化出糖分，使體內產生熱量所致。

## ●自我融解

俄羅斯的生理病理學家巴修堅（西元一八四五～一九〇一年）做了這樣的立論：「飢餓時，犧牲了較弱的器官，而讓較強的器官存活下去。」

斷食後，體內多餘的脂肪即化作營養供給生命的臟器（腦、心臟、肺臟、內分泌腺、肝臟、造血器官等重要臟器）使用，這種現象即是該立論的最好證明。

並且，這些維持生命的重要臟器，在斷食中還需要蛋白質的營養，身體則會從病變組織，如：腫瘍、水腫、浮腫、分泌液等本來並不存在於健康體內的異質組織（疾病）中取得蛋白質。

利用這些病變體的蛋白質，又可使該疾病消失，所以，這種現象稱為「自我融解」。自我融解就是藉由斷食來治療重要疾病的過程之一。

不過，斷食中，正常組織、重要臟器等並不進行蛋白質的分解。其證明是，斷食中由尿所排出的尿素（蛋白質的代謝物）減少。

血液中的蛋白質降低，是營養失調的表徵，但在許多實例中確定，斷食中的血中蛋白質反會增加。

## ●綜結生理的變化

以下，歸納出斷食的生理變化。

**一、體重減少**　斷食之初，體重會顯著地降低，一天平均約二百五十公克到五百公克。這是因為斷食初期，會排泄大量的水分，同時耗損肝臟內的糖原的緣故。年輕、肥胖者，尤其顯著。其後，體重減輕趨緩，在長期斷食的後半階段中，一天大約只減輕一百公克。

**二、毒素和老廢物的排泄**

**三、消化器官等的生理性休息**　消化器官運作時，必須由心臟輸送大量的血液，以供給營養和熱量。因此，消化器官的休息，也帶動循環器官（心臟、血管）的生理性休息。

消化器官、循環系統的停止作業，同時也意味著呼吸器官和調節該器官的腦神經系、內分泌系等的休息。

當我們過勞時，首要「休息」。同樣地，斷食就是賦予體內所有器官休息的機會，促使疾病療癒，並回復體力的另一作用。

斷食中的脈搏減少、體溫降低等循環系統、中樞神經系機能的減退，正意味著進入休息狀態。因此，斷食對治療心臟病、精神病等，也具有重要的功效。

**四、供應消化的熱量成為治療疾病的動力**

**五、紅血球的變化**　一般斷食中，紅血球並不會引起變化。不過，貧血的人（紅血球減少）反而有改善（紅血球增加）的跡象。

**六、白血球的增加，抵抗力＝免疫力的強化**　日本大阪醫科大學的外科部長大橋兵次郎博士，提出一件研究報告說：「斷食一～二週間，白血球會增加（約一・五倍），並且其噬菌的能力會提高。」

這表示斷食能杜絕細菌感染症（如：感冒、肺炎、結核、膽囊炎、膀胱炎、敗血症及其他化膿症）。而且，白血球還具有掃除體內的老廢物、異物的功能。所以藉由白血球的增加，可洗滌萬病之源的體毒。

同時，白血球還可以製造免疫球蛋白（Globulin），它是人體內的重要抗體細胞。所以，白血球的增加就等於免疫力的增強。

**七、改善各臟器的瘀血，促進血液循環**　祛除萬病之源的瘀血後，病情即可明朗。

**八、破壞病體細胞（疾病的自我融解）**　排泄老廢物，洗滌各臟器，改善肉體機能而回復年輕。

**九、增強代謝機能，使荷爾蒙分泌正常化。**

## 斷食與回春

英國的生物學家哈克斯里，做了這樣的研究報告。

他飼養蚯蚓，從事繁殖的實驗時，故意將其中一隻蚯蚓隔離，週期性地施行斷食，結果該蚯蚓比起其他同類，多活了十九個世代。

美國芝加哥大學的C・M・柴德教授，進行多項關於動物老化的研究。

其中，他發覺「某種昆蟲，若充分地給予食物時，三～四個星期即喪亡。但是，食物短缺或被強迫性地斷食的昆蟲，至少可以維持三年左右的活動性與年輕」。於是，他做了這樣的結論，「施行斷食的動物，好像由老年期重返胎生期般地回復年輕。」

杜・維立滋博士也說：「斷食經驗者，皮膚會顯著地回春，皺紋和黑斑、雀斑、青春痘等膿腫都會消逝。」

在美國的加州，經營五十多年之久的斷食療法醫院，拯救無數疑難雜症病患的希爾頓醫學博士也說：「皮膚變得滑嫩光溜，眼睛熠熠有神，表情生動，看起來年輕十～二十歲。事實上，皮膚的返老還童，就是全身回春的表徵。」

而其具體的改變，有如下幾點。

(1) 長年的耳聾有時也會回復聽力。
(2) 視力回復。
(3) 味覺與嗅覺的回復。尤其是對細膩的味道，有了識別的能力。
(4) 體力的回復。

(5)精神的回復。
(6)體重減輕。
(7)各種機能性能力的回復。
(8)消化能力與胃腸機能的增進。
(9)臉上小皺紋消失。
(10)血壓降低。
(11)心臟、循環系統機能的亢進。
(12)前列腺肥大的消除。
(13)性機能的回春。
(14)其他諸多返老還童的徵候出現。（以上摘錄《Fasting can save your life》）

希爾頓博士還斷言：「所謂老化，就是體內的老廢物，亦即毒素緩慢地達到飽和的狀態。」

所以，藉由斷食，排泄出體毒，使血液循環順暢，而造成體內各器官、組織、細胞均能充分地吸收營養和氧化物，則「返老還童」將是理所當然。

# 斷食的方法

在國外的斷食療法書籍都提過，最適合斷食的季節是春、秋兩季。不過，健康者的斷食，雖然可以選擇季節，但對病患卻刻不容緩。

施行斷食的場所，更不能草率。尤其是首次的斷食，最好在具備斷食療法設施的醫療院較為恰當。另外，關於斷食的期間，則必須應隨機應變。

因個人體質的不同，有人多次性的短期斷食，較勝於長期斷食。不過，身患重病、難症的人，在生死的抉擇下，還是拿出僅存的氣力，做長期的斷食。

至於實際的做法，有的專家認為，在斷食前要浣腸，或吃瀉藥，用人為的方法將體內的老廢物排出。也有的專家則主張順其自然。

筆者認為，雖不一定要浣腸以袪除廢物，但吃一些瀉藥，使腸內清淨後再開始斷食，似乎較易達到效果。

也有在斷食中，每天浣腸又吃瀉藥的做法。這也應依個人的需要而自我決定。

不過，最好能積極地沖浴、按摩並散步。冬季散步時，則要身穿厚衣保暖。同時，要勤做深呼吸，以吸取新鮮的氧氣。做柔軟的體操，也能促進血液循環。至於做其他類不耗費體力的勞動，如：讀書、玩室內遊戲等，可使情緒不致於消沉。

入夜後，要使空氣對流，身體要裹蓋毛毯等保暖。在冬季，可利用溫水袋使血液暢通，它最適於保持頭寒足熱的狀態。

## 果汁斷食

原則上，果汁斷食是利用紅蘿蔔蘋果汁，一日三次，一次三杯（約五四〇CC），分晨、午、夜飲用。

在某斷食療養院裏，在早上十點和下午三點左右，還給斷食者飲用一杯薑汁。這是利用薑所具有的發汗、發散、解毒的作用，以促進體內老廢物的排泄。

光靠果汁的斷食，某些人會有畏寒之苦，這時候薑汁是保暖身體的最佳物品。以下，將果汁斷食程序表列出，以供讀者參考。

## 一週斷食法

一週斷食的日程

7：00 AM　體操、輕微散步

8：00 AM　紅蘿蔔汁3杯（540cc～600cc）

中紅蘿蔔3條（約600公克）榨汁400cc～500cc

小蘋果1個（約200公克）榨汁150cc左右

※一定要使用無農藥或低農藥紅蘿蔔與蘋果，比例是3：1。用棕刷洗淨後，連皮一起（蘋果核也一樣）放入果汁機，攪拌成汁。

※陽性體質或夏季時，可依喜好加些檸檬。

10：00 AM　味噌湯一碗（約150cc）

※用乾香菇、海帶熬湯，使用天然釀造的味噌。

12：00 PM　和8:00時的紅蘿蔔汁同，3杯

3：00 PM　薑湯一杯（100cc～150cc）

※一人份的水滾開後，加入黑砂糖或蜂蜜溶解。將拇指大的薑連皮磨碎，將絞汁加入以上的溶液，最後連薑渣也放入。

5：00 PM　和8:00時的紅蘿蔔汁同，3杯

6：00 PM　物理學療法（針灸、按摩）、入浴等

△依上面的日程做斷食療法，但是陰性體質極強者，或在冬季做斷食時，則在3次的紅蘿蔔汁中，有1～2次要改成紅蘿蔔湯。

※紅蘿蔔湯的作法：

將中紅蘿蔔3條及半個洋蔥切碎，加入一升的水煮開。接著，將煮爛的紅蘿蔔及湯汁，一起放入果汁機裏攪拌。

最後，加入粗鹽（3g～6g）或味噌調味。

第8天（補食第1天）

| | |
|---|---|
| 8：00 AM | 紅蘿蔔汁1杯（200cc） |
| 10：00 AM | 糙米濃湯、醃漬梅子1個、味噌湯（不加料） |
| 3：00 PM | 薑汁湯1杯（與斷食時同） |
| 5：00 PM | 糙米濃湯、醃漬梅子1個、味噌湯（不加料）、蘿蔔泥 |

△濃湯的作法（5～6人份）

Ⅰ. 糙米放入平底鍋內炒至赤色(小火30～40分鐘)。

Ⅱ. 在Ⅰ.的糙米上加入10倍水，用慢火約煮2小時。

Ⅲ. 待Ⅱ.冷卻後，分幾次放入果汁機內攪拌，並篩過，再加入芝麻鹽，慢慢咀嚼進食。
※芝麻鹽的比例大約是6：1。

第9天（補食第2天）

| | |
|---|---|
| 8：00 AM | 紅蘿蔔汁1杯（200cc） |
| 10：00 AM | 糙米粥、米糠醃漬的菜（時節的青菜）、醃漬梅子、味噌湯（加豆腐、蔥等） |
| 3：00 PM | 薑汁湯1杯 |
| 5：00 PM | 糙米粥（與10：00同） |

第10天（補食第3天）

| | |
|---|---|
| 8：00 AM | 紅蘿蔔汁1杯（200cc） |
| 10：00 AM | 糙米（比平常煮得更爛）、味噌湯、炒羊肉、燙青菜、泡菜等 |
| 3：00 PM | 薑汁湯1杯 |
| 5：00 PM | 與10:00同樣的糙米菜食 |

※根據以上的日程，配合入院者的體力，施行恰當的斷食療法。

※7天期的斷食，一定要配合3～4天的補食。

# 第四章 斷食中的各種症狀及其前後

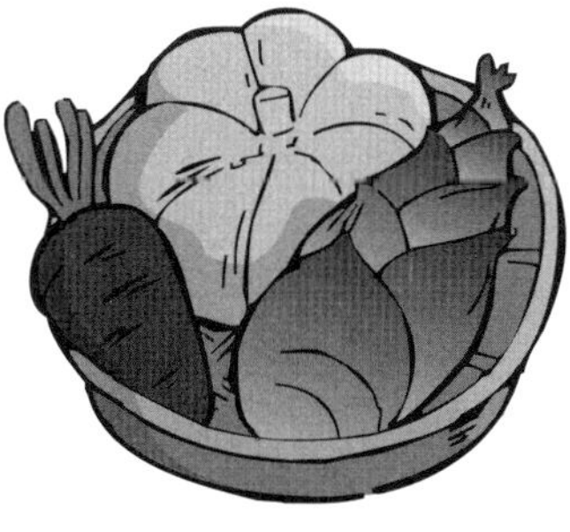

# 斷食中的各種症狀

斷食中，由於體內的生理狀態要改變成「排泄」的主體，故會產生許多排泄反應。

換句話說，會有口臭（體內老廢物，經由肺部成為氣體排出），口腔內及齒間黏膩苦澀、長舌苔、發疹、皮膚油膩、口內發炎、體臭（由毛細孔排出老廢物）、出血（齒槽膿漏者由牙齦出血、子宮疾患者由子宮出血等）、出穢痰、排膿尿、黑便、嘔氣或嘔吐等，引起體內老廢物的整體排泄反應。

當這些反應出現時，可能會發熱（老廢物的燃燒），或有全身倦怠感、頭痛、目眩、昏睡、畏寒、心悸等併發症狀。

倦怠感是各臟器因斷食而休息的結果，不必過分擔心。有的人甚至會產生鬱悶，恐怖或焦躁的感覺。不過，大體上都會回復平靜、平安、安詳的氣氛。

另外，在患病部位，或者舊創上，可能也會有疼痛或不快感。

譬如，罹患盲腸炎者，在右下腹部會產生疼痛，胃不好者會胃痛，腦疾者會頭痛，腎臟病患會腹痛或腰痛，鼻蓄膿症者，鼻汁會流入口內喉裏。

患癲癇症的人，發作次數會增多，嗜酒者會呵酒臭味，老菸槍者則呼氣帶菸臭或吐污痰；好甜食者，甘酸的胃液會逆流，而經年與藥罐子為伍者，則會有服藥過敏般的發疹或強烈嘔氣等諸多症狀。

當這些體質改善反應產生時，進食水果偶會有緩和症狀的效果，但並不是高明之策。因為，食用水果就把整個斷食計劃破壞了。

其實，這些反應是體內淨化的過程，並且症狀出現得愈早愈猛，斷食的效果也愈好。若是沒有任何反應的人，表示其斷食效果不好。

另外，和這些反應成對比者，臉色會變得紅潤、有光澤。這是因為皮膚內的老廢物已經排泄，而紅血球數目增加、血液循環順暢的關係。

同時，體重會減少，脂肪愈多的人，愈有消瘦的傾向。

要提醒大家的是，當嘔氣或嘔吐強烈，而且持續數日時，必須考慮中止斷食。

通常，會引起嘔氣、嘔吐的人，為數不到百分之十五的比例，而且出現在斷食的首日者居多。這是因為解毒的肝臟大回轉，排泄出大量的膽汁，而膽汁往胃方向逆流，甚至要流出體外，才會引起嘔氣。

嘔氣的現象，最久也只持續一個星期左右；若症狀嚴重時，恐會遭致脫水狀態。

至於，腹瀉在斷食中雖然罕見，卻也可能發生。嘔吐與腹瀉都是體內老廢物的排泄現象，是疾病治療的反應。

但是，這兩種反應若是久持不下，且情況激烈時，將會併發脫水症狀，這時候就必須立即中止斷食。

接下來，將斷食中的各種症狀做一個綜結。當然，這只是一般性的症狀，其間仍有種種的例外。

## ●初期（第二～第四日）

強烈地渴望「食物」。光是食物的味道、食器的碰撞聲，就會引起唾液分泌，胃腸咕嚕作響。

這個時期，對飲食的一切尤其關心。有的人甚至會因此而造成失眠、焦躁及莫名的不快感。脈搏會變得稍快，體重一天減少約一～一·五公斤。

## ●中期（第三～第五日）

到了這個時期，不再有飢餓感。舌苔長厚、口臭、皮膚及嘴唇乾裂、口渴極劇。血壓及脈搏同時降低，呼吸變得深緩。也有人感到全身倦怠，覺得頭暈、頭痛及嘔氣。

同時，到了這個時期，有些患者的各種症狀似乎會顯得惡化，因為這是酸血症出現的時期。體重一天只減少三百～五百公克。

## ●後期（第六日以後）

酸血症的時期一過，全身不再有倦怠感，似乎連惡化的各種症狀也消逝無蹤。情緒變得舒爽，臉色也顯得紅潤，逐漸恢復元氣。而口臭或舌苔也已消失，精神上不再有不安感、緊張感或壓抑感。

當恢復元氣之後，本來熟睡的情況，可能會變得多夢或略帶興奮。

## 斷食的期間與中止

在希爾頓博士所指導的斷食患者中，最長的斷食日數是九十天，其他也有達七十天或六十天者。

該博士所利用的是「水斷食」法，比起果汁斷食，其所攝取的熱量幾乎全無，卻竟然能如此持久。

瑞典的著名生化學家，也是諾貝爾獎得主的拉格那・巴各博士（營養學的權威）說過：「人可以長期斷食，因為我們聽說過百日以上的斷食。所以，我們勿需擔憂會因空腹而死亡。」

一般的標準是，健康斷食的期間是一個星期，慢性病患者則二個星期，而發熱性疾患或腹瀉、發疹等急性病者則二～三日即可。

不過，以上的期間並不是絕對性的，依個人的病情、體質都會改變，大家只要把它當作參考即可。

斷食接近終了時，會有強烈的空腹感。那時候，舌苔不見而口臭也消失，臉色油然生輝。這時就是中止斷食的適當時機。反過來說，當這些徵候尚未出現時，仍必須持續斷食。

經常有人會問：「要斷食幾天才好呢？」其實，藉著斷食，體內得以淨化，疾病也可痊癒。所以，這些徵候一定會出現，而斷食就該捱到這個時期為止。

但是，進行中的癌、蔓延的結核、嚴重的心臟病或難逃死劫的患者等，有時卻感覺不出空腹感。

## 斷食後的飲食——補食

斷食後若立即恢復平常的飲食，恐怕會招致死亡，所以要特別留意。

在恢復平常飲食之前，應有一段「補食」期間，而斷食療法的成敗，可說決定於這個補食的良否。

一般的程序是，要克制強烈的食慾，先喝濃湯，再吃粥類，然後才漸漸恢復平常的飲食。

若是放任食慾而吃喝過量時，先是胃腸會有腫脹感，或疼痛、腹瀉，接著會感到一陣莫名的不適，而陷入痛苦的深淵。

總而言之，這段補食期比斷食期更容易失敗，故更輕忽不得。最理想的是，和斷食日數同樣地進行補食。

## ●補食前期（第一～三日）

帶有強烈的食慾，但是稍一進食，就覺得滿腹感或肚腹鼓脹。但是，二、三十分鐘過後，又覺得空腹感。

這個時期比起斷食時，身體的情況似乎顯得更差，動輒要躺下來休息。氣氛上，也失去爽快感而出現不安。

斷食後期幾乎不再有的排便，於補食開始後的二～三日，又恢復其機能。

這時，脈搏會增加，血壓也變高，呼吸更變得短促。體重則每天會增加二百到三百公克。

在療養院裏，到了這個時期，應列出濃湯一碗、醃漬梅子一～二個、味噌湯的菜單，讓患者日食二次。

遇有口舌乾渴的患者，就給予適當的紅蘿蔔汁。但是，為了解渴而過飲時，多半的人都會腹瀉，所以，應該要一點點地舔飲。

在這個時期，由於胃腸的機能還未完全恢復，所以要避免肉類、蛋、香菇等食品，以及嚴禁菸酒。同時，要減少鹽分的攝取，以免造成浮腫。

## ●補食中期（第三～五日）

食慾仍然旺盛，吃多少就補多少，體重漸漸地增加。

到了此期，補食前期所抱持的「斷食果真能恢復健康嗎？」的不安一掃而空，充滿信心與健壯感，並且神清氣爽。

一般療養院在這個時候所開出的菜單是，糙米粥、味噌湯、醃漬梅子、小白魚干泥，一天食二次。口乾渴者，則給予紅蘿蔔汁。

## ●補食後期（第六日～三十日）

過了補食中期，恢復一般飲食也無妨，但最好是斷食後的一個月左右，進食六～七分飽為原則。

如果能夠如此約束自己，斷食就已有百分之百的成功。而且會感到從未有過的健康感，疾病也必定會消除。

另外，在補食期間，若有腹痛或腹瀉，則是過食所引起，應當節食。

斷食中或斷食後（補食期）的各種反應、症狀和徵候，都是身體的防禦反應、免疫反應的表現。但是，全無這些反應的人也有。對這些人，斷食就不太見效了。

## ●希爾頓博士的補食方法

希爾頓博士所採取的是完全的「水斷食」，而其補食方法如下。（摘錄自《Fasting can save your life》。）

◇第一天＝上午八點到晚上六點之間，每隔二個鐘頭，讓患者飲用約一百二十公克的柳橙汁。

◇**第二天**＝和第一天相同，每隔二個鐘頭，飲用二百四十公克的柳橙汁或時節水果汁。但是，每次要用不同的水果較好。

◇**第三天**＝早餐是三百六十公克的柳橙汁或哈蜜瓜，午餐是二～三個柳橙或二～三個番茄，晚餐則是三～四個柳橙。

水果並不限定柳橙、哈蜜瓜或番茄，只要是水分多的水果皆可。但是，這些水果必須完全成熟，同時要注意細嚼食用。

◇**第四天**＝早餐是柑橘類或是其他新鮮水果，午餐是不加任何調味料的生菜沙拉、檸檬汁和料理過的蔬菜少許，晚餐則是較多於早餐的水果。

◇**第五天**＝早餐是水果，午餐是生菜沙拉，料理過的蔬菜、少量的烤馬鈴薯，晚餐是水果及一瓶養樂多。

◇**第六天**＝和第五天同樣的食物，惟量稍多。

◇**第七天**＝進食一般量的食物。

# 斷食前、中、後應遵守的事項

在開始斷食之際，可將斷食前三～五日當作減食期間，方法是由一日三餐減為二餐或一餐。

這個期間稱為「預備斷食」，而利用紅蘿蔔汁斷食時，並不需要預備斷食，即可進行「水斷食」。

但是，利用「水斷食」時，若沒有預備斷食，會因為突然地斷絕食物，而引起各種症狀的發生。可是「紅蘿蔔汁斷食」卻沒有這些顧慮感。

進入斷食時，若有精神上的不安或恐懼感，最好是停止斷食。美國伊利諾州克雷因療養院的克雷因博士，當其患者畏懼斷食時，就不再允許對方斷食。

## ●該如何度過斷食期

那麼，開始斷食時，該如何打發時間呢？

大部分的人都擔心斷食中，會因飢餓而致手足無力，事實上有斷食經驗者都曉得此乃多慮之舉。

在斷食中，並不需要鎮日倒臥床榻，或肅靜以求保安。除了激烈的運動或工作等要避免外，應該做一些輕鬆的運動，或是閱讀、書寫之類。

氣力十足的人，不妨散步五～六里路，不過，因斷食而顯出疲憊，身體需要休息時，能順其自然地入睡最好。斷食中的睡眠，對身體的休養與消除疲勞是十分的重要。

在斷食期間，應該從長時間的工作、複雜的思考中解放自己，以輕鬆舒緩的心情來度過。

斷食中，保持精神上、情緒上的安定是最重要的。因為精神上、知覺上及肉體上的休息，是使人體蓄積熱量和加速療癒過程的動力。雖然，休息並不等於治療，但對治療而言，休息卻是不可或缺的要素。

知覺上的休息，是指減少因讀書或觀看電視等的視力勞動。尤其是聲音會浪費體力、破壞平靜。而靜寂、安詳及感覺上的平靜，才能帶動體內治癒的能力。

不過，在調整情緒的作用上，稍微看一些娛樂性節目倒也無妨，只是應該避免恐怖電影之類的節目。

## ●做日光浴、入浴

儘可能力行日光浴。因為所有的宇宙生物都需要日光，可見日光造就人體健康的威力是無可限量。

而且斷食中體內的代謝作用降低，日光恰可以增強代謝作用。同時，日光浴還可以使情緒舒緩，減少體內熱量的耗費。尤其對鈣質及磷成分的代謝極其重要。

但是，過長的日光浴，或太陽光過烈時，反而會浪費體內熱量。因此，夏天做日光浴時，要在清涼的早晨或傍晚為宜。

做日光浴的第一天，身體的前面、後側各曝曬五分鐘。第二天開始，再增長為六、七分鐘，而前面、後側的曝曬各以三十分鐘為限度。最適當的曝曬時間，是前後各八分鐘左右。

若因日光浴而致身體覺得衰弱時要停止，但僅感覺些微的疲勞，可繼續無妨。

有人主張斷食中不可入浴。其實，短暫地泡在溫水（近體溫）中，可使身體舒暖，並促進老廢物的排泄。

洗澡水過冷或過燙，都會消耗身體的熱量，當入浴反而覺得極度疲勞時，則要縮短入浴時間或改為淋浴。

不論是入浴或淋浴，最好用溫、冷浴。因為它可以暢通血液循環，促進新陳代謝，排泄老廢物。

原則上是採溫↓冷↓溫↓冷的程序，最後一定以冷水來結束淋浴最好。

也有人在斷食期間，每天服用些許瀉藥或浣腸，以潔淨腸內。事實上，順其自然較佳。

即使不排便也不必憂慮。不過，斷食中由於老廢物在腸內分解、發酵，產生廢氣而造成腹脹感時，就應該用瀉藥來通便。

若是每天吃點瀉藥或浣腸，可以帶來情緒上的舒爽，則也無妨。

至於浣腸後的入浴，用溫水澡就夠了。

## 切記保暖

保暖在斷食中非常重要。斷食中，遇寒就會傷身體。冷會抑止排泄，增加斷食者的不快，而且會加速體內熱量的耗費。

因此，斷食中要切記保暖。尤其是足部的保暖，更疏忽不得。

就寢時，打開窗戶讓新鮮的空氣對流，有益體內的淨化作用，但是，為了避免身體遇寒，一定要蓋好棉被或毯子。同時，在冬季用溫水袋等暖足更佳。因為，頭寒足熱才是健康的表徵。

另外，口腔內常有不適感，最好保持經常漱口。

當飲用紅蘿蔔汁後，仍覺口渴時，則稍飲一些井水、泉水等自然水或青草茶。至於，礦泉水或味道不佳的水質就不適合。

## 渴望鹹味時

利用果汁斷食時，體內的鉀質會增多，而鈉元素會減少，因此會嗜好鹹味。這時候，最好淺嚐一點自然鹽，或吸吮一些梅干亦可。

由於斷食是清除體內老廢物的手段，所以禁菸酒當不在話下。因斷食而造成身心俱苦的惡劣症狀，或失去對斷食效果的信心時，中止斷食反而是良策。不過，再痛苦也願意試行斷食，或者認為短期間內，一切的痛苦即會消失者，就應該再接再厲。

## ●等候食慾的回復

當斷食接近終了，卻仍沒有食慾時，最好再延長斷食二～三天，等待食慾的回復。

但是，補食期若過食，則不僅失去斷食的意義，對身體還會造成毒害，所以要特別留意。補食中，一定要細嚼慢嚥，配合唾液入口。

斷食後一個月左右，要避免菸、酒。另外，有人主張房事應在斷食日數的五、六倍期間禁慾。但是，一般斷食後，精力往往會增加，所以，可依個人的身體狀況而行事。

## ●避免漂白食品

斷食後一個月左右，即使在補食期也完畢後，切記維持六、七分腹飽，才能發揮斷食的效果。其後，也常保持八分飽，並經常運動，過規律的生活，才是健康長壽之道。

不吃精米吃糙米、不吃白麵包吃黑麵包等，注意避免進食一切漂白過的食品。因為漂白過的食品缺乏維他命、礦物質等營養素，而人體為了補充其不足，就會大量攝取而造成過食。

同時，由於白米、白麵包、白砂糖等漂白食品，在體內的消化、吸收過程中，會利用體內的礦物質或維他命，結果造成維他命、礦物質的雙重損失。所以，嗜好漂白食品的人，平常必須多量地攝取新鮮的蔬菜水果。

斷食是可以恢復健康，但是卻不能保持健康。健全的飲食習慣、運動、休息、睡眠，以及包括精神生活的良好生活習慣，才是真正的保持健康之鑰。

# 斷食療法的世界性權威

尼古拉耶夫教授於一九三二年畢業於莫斯科第一醫科大學，主修精神病學。現在擔任莫斯科精神醫學研究所的教授。

當精神分裂等病惡化時，患者會頑強地拒食，而認為拒食是治療疾病反應的尼古拉耶夫教授，就只給患者飲水並觀察其變化。

結果，比起由鼻腔插入導管以供給營養的同類病患，斷食患者的治療率要來得快又好。

從此以後，尼古拉耶夫教授即對斷食療法產生興趣，並廣泛、深入地研究斷食療法迄今。

針對精神病患者施行斷食療法時，發現該患者所罹患的風濕症、哮喘、皮膚病等其他身體上的疾病，也一併好轉。因此，精神病以外的患者，也常到尼古拉耶夫教授的醫院求診。

目前，在俄羅斯的醫學界、醫療機構，都認定斷食療法所具有的效益及科學性，共有四十五家醫院在實施斷食療法。

據傳在尼古拉耶夫教授的領導下，世界各國對斷食療法有興趣的醫生群集研究，而每個人在本國都從事斷食療法的啟蒙工作或經營醫院治療病患。

尼古拉耶夫教授看來難以置信已有八十三歲的高齡，也許是規律性地施行斷食療法及素食主義的影響，肌膚光澤猶健不帶老醜，並充滿善良慈悲的眼神，最令人難忘。

## ●尼古拉耶夫教授的講義（要旨）

### (1) 應用於精神病的治療

我（尼古拉耶夫教授）認為斷食療法將成為世界未來醫療法的主導。自幼，敝人即是素食主義者，看見家父實行斷食，即對斷食產生興趣。一九三二年，畢業於莫斯科第一醫科大學，專攻精神病學。

在精神病當中，由於重病者會有拒食現象，一般都由鼻腔插入導管以供給營養。不過，我認為拒食也許是體內治療疾病的反應，於是試著只給患者飲水。結果，發現大約一個星期只飲水而無進食的患者，其後嗜好蔬果汁，而疾病卻因之而好轉。

因此，利用水的斷食療法也應用於輕症的精神分裂病患，而後在俄羅斯醫學協會上發表許多研究成果，才遍傳於全世界。

美國的亞蘭・柯特博士，利用斷食療法治療精神病患，成績斐然。身任教職的我（尼古拉耶夫教授），即因之而成為美國精神病協會的榮譽會員。

且說，當斷食療法逐漸地廣泛利用後，特別是精神醫院應用最力。

而利用此方法治療精神病患，又發現患者的其他病症也能同時療癒，於是設立專門實施斷食療法的醫院。

以往，斷食療法常被認為是「逆療法」，而受到多方的抨擊，但是，隨著該療法的成效日著，俄羅斯的醫療主管單位也終於公認斷食療法。一九八七年，醫療主管單位的官員和醫學協會的醫生們召開會議，決定將來要成立斷食療法治療所。

現在，屬於醫學協會的「食養大學」，正從事研究此療法。該大學的教授們，原先對斷食療法都帶著疑懼感，擔心其成效。但是，當他們親眼目睹斷食三十多天的患者，不但無損健康反而疾病漸癒的情況後，始完全放心地肯定此治療法。

一九八八年的歲末，全俄羅斯預定召開斷食療法會議，並計劃根據會議的結果，在全國的醫院中實施斷食療法。

斷食療法並非我個人憑空杜撰出來，遠在古代希臘、埃及、印度時代，即已利用此療法。惟將之應用於精神病上，則是我首開其例。

俄羅斯對斷食療法的研究，也有久遠的歷史。十八世紀中葉，有位名叫薇雅那密尼歐夫的人，著作了一本《素食的程序》為始，而後在大革命前，逃亡到南斯拉夫的史渥林，根據親身的斷食療法經驗，寫成許多書籍。目前，包括本人在內的三位斷食療法專門醫生，合計出版了二十七冊有關斷食的書。

現在，俄羅斯的四十五個都市裏，都有實施斷食療法的醫院。而列寧格勒的克可梭夫醫生，還將此療法應用於支氣管性哮喘的治療上。

積極地採用斷食療法的疾病，有心臟病（狹心症、冠心病等）、高血壓、動脈硬化、高安病（失脈症）、胃炎、腸炎、腎炎、糖尿病、多發性動脈炎、細菌性動脈炎、過敏性疾病（濕疹、乾癬）及其他的感染症。

至於，不能使用斷食療法的是，惡化的結核、中樞神經系的疾病、甲狀腺腫、痴呆症及過於瘦弱的老人。

對於斷食療法，目前雖然不能百分之百地確定其結構的所有，但是，其效能可列舉如下。

①提高身體的防禦力。

②排泄體內的毒素、老廢物。

③促進體內細胞的再生、活潑性。

④斷食中賦予精神上的休養（進食會傷腦力）。

### (2)紅蘿蔔汁斷食的方法

為了預防斷食之初，體內會變化為酸毒症，指導患者利用瀉藥每日二次來清淨腸內。並且一天飲用一公升乃至一・五公升的水。不過，是多次而少許地在患者需要的時候才給予。

同時，為了改善酸毒症的症狀，每天必須淋浴或按摩，在空氣新鮮的地方做外氣浴。不論如何，一定要到戶外活動。因為到了戶外，自然可以活動筋骨。另外，做體操也有助益。

斷食並沒有特定的截止日期，只要舌苔不見了，又有食慾，就可以中止斷食。

斷食完畢之後，也要小心飲食。惟須以流質食物為主。最好的是果汁，特別是紅蘿蔔汁。

斷食後第一天＝水與紅蘿蔔汁各半的湯汁一杯，一日五次（共計一公升）。

第二天＝一天喝一・五公升的紅蘿蔔汁。

第三天＝分多次地進食少量的細碎蔬菜。

第四天＝進食各種米粥。

斷食、補食的日數一樣，是最理想的。而牛乳製品在斷食後十天內應避免食用。平常也少喝牛奶較好。

另外，患有胃腸等疾病者，不要利用果汁補食，最好一開始就進食煮得爛熟的米粥。同時，斷食後要注意食鹽的攝取量，並且儘量使用自然鹽。

## ●奇蹟回復的具體實例

尼古拉耶夫教授結束以上的簡介之後，隨即介紹三個奇蹟性回復的病例。

### (1) 後天性股關節脫臼的患者

這位患者是收音機的專家（物理學博士）尤利・固秀先生。年輕時曾是角力選手的他，身強力壯，但是後來因過食的影響，傷了股關節而動彈不得。四處走訪幾家專門醫院，卻被宣判無藥可醫；於是在一九八五年，到尼古拉耶夫教授的斷食療法醫院求診，進行三十三天的水斷食。

結果，體重減輕了十二公斤，卻奇蹟似地能開始走動，而且連心臟病也一併療癒。

目前，他已經復原到可以在山中奔跑十五里路，而且一心一意地執行斷食後的食養復健。經由親身的體驗，逢人即訴說斷食療法的功效。

## (2) 克服高安病（失脈症）

她是本研究所的成員之一。

高安病是取自日本眼科醫生高安博士之名而來，別名失脈症，屬於血栓症的一種，會引起脈搏消失。

這位女士七年前脈搏消失，而患有同樣疾病的人，全都喪失了生命。因此，在尼古拉耶夫教授的指導下，首先進行二十五天的斷食。

然後，每年做二十一天期的斷食，到目前為止已經做了七次。同時，在長期的斷食之間，還施行每三個月十天和每週一次的斷食。

開始斷食後的第二年，脈搏終於顯現鼓動。

這位女士在斷食中仍然保持工作，目前仍在斷食當中。

## (3) 脊髓性全身麻痺的患者

一開始是全身疼痛，遍尋百醫卻不知所以然。

然後，漸漸地身體僵化，最後落得終日倒臥床榻的下場。

經由某大學附屬醫院的檢查，才明白是脊髓性全身麻痺。既然現代的醫學無法治療，就接受尼古拉耶夫教授的診斷，開始斷食。

最初，進行二十天期的斷食。在斷食後的第九天，身體狀況極度險惡，令人捏了一把冷汗，但是從第十天起又漸漸地好轉起來。

接著，四肢能活動了，慢慢地全身筋骨都回復以往的健康。現在他的身體狀況非常好。

之後，每年施行一次為期二十五天左右的斷食。而斷食結束後的一個月內只吃素食。到了今年，每個月只做一天的斷食即可。

# 第五章 鮮果汁斷食與水斷食

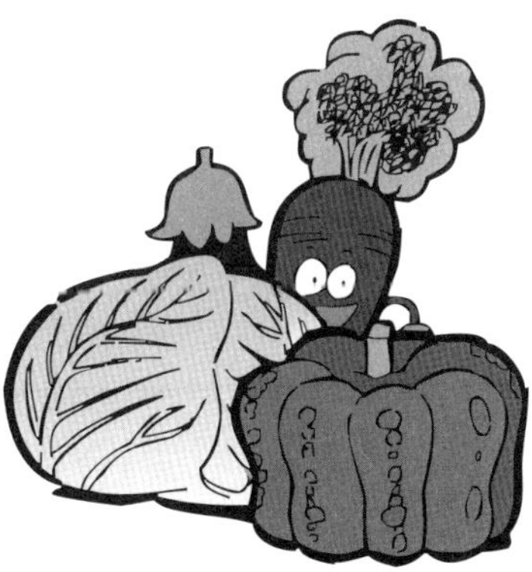

# 鮮果汁斷食的效用

所謂「水斷食」，是除了水之外，不進食任何食物的斷食，有些診療所則利用紅蘿蔔與蘋果的「鮮果汁」斷食。

嚴格地說，鮮果汁的療法，並不是斷食。但是，在某些層面上，比起水斷食較具效果且安全。由以下幾點可作為根據。

## (1) 鮮果汁等於是「新鮮血液」

新鮮蔬菜、水果的原汁，含有豐富的維他命、礦物質和新鮮酵素，等於是濃縮了蔬菜、水果中的生命精髓。

因此，飲用鮮果汁勿寧是供給我們體內微妙生理作用所需的維他命和礦物質等。而且還是將活生生的營養素直接輸入體內。

現代病的特徵，都是因為肉食、漂白食、速食等的攝取過量，而造成「蛋白質、脂肪、碳水化合物過剩病」，而在另一方面還患了「維他命、礦物質等微量營養素缺乏病」。

綜合這些事實，飲用生鮮蔬果的原汁，是直接攝取了維他命、礦物質，對治療現代人的各種疾病是有其助益。

同時，鮮果汁內所含有的大量酵素，對於體內的酸毒物、老廢物的燃燒、分解、排泄等必要的解毒處理，以及體內各細胞的種種作業，將能發揮驚人的效果。

## ⑵ 鮮果汁含太陽能，是生命的原動力和治病的特效藥

我們體內的所有生命活動（細胞的活動），全藉由電氣性的熱量而運轉。譬如：心電圖、腦波等，在臨床醫學上都測定為電氣現象。

當這些電氣現象消失時，也就表示「死亡」。

一八九七年在瑞士的蘇黎世，興建一所專以蔬菜汁、生鮮水果、乾果等生鮮食物（raw food）治病醫院的顧比爾謝・貝納博士這麼說過：

「植物的生息是吸收生命本源的太陽光，並將之有機化。因此，植物的器官等

於是太陽光的集聚裝置。同時，植物還是動物和人類體內藉以生產營養物質、熱量的基本食物。營養上的熱量，可以說是有機化的太陽熱量。所以，從這一點看來，太陽光是我們身體細胞運作的原動力。」

換言之，生食植物是直接吸收生命的本質與泉源於體內。對於因生命的熱量不足或受到障礙而造成的疾病而言，濃縮太陽能的鮮果汁無疑是蘊藏了治療疾病的神秘威力。

## ⑶ 蔬菜、水果即具藥效，濃縮成汁後的藥效更容易吸收

接下來，以營養學和藥理學的立場，來分析紅蘿蔔與蘋果的「藥效」。

### 紅蘿蔔的功能

（學名）Daucus carota L.var. sativa DC.

（英語）Carrot　芹菜科。

紅蘿蔔的原產地在亞洲中部，栽培的歷史要追溯到二千年前。十五世紀時，荷蘭人首次做了品種改良，其後又有多次的改良。至於目前大多數的品種，則是法國

人改良成功的。

紅蘿蔔在歐洲、美國的自然療法圈裏，是公認至高、至強的萬病良藥。在生鮮蔬果汁療法的處方箋上，除了二、三種疾病之外，幾乎所有的疾病治療都重用紅蘿蔔。其最大的理由是，紅蘿蔔所含礦物質、維他命等營養素的種類，幾近於人體的所有需要，而且是營養最均衡的蔬菜。

在歐洲，有些俗語說：「紅蘿蔔使人變得親切溫和」、「使女性變得美麗」，其實這些話裏的意思是「健康才能帶來個性的和藹與外表的美觀」。

由於紅蘿蔔含有強勁淨化作用的硫黃（S）、鹽素（Cl）和磷（P）等礦物質，所以對肝臟的淨化力極高。

大量使用紅蘿蔔治療肝臟病時，可溶解蓄積在肝臟內的老廢物、中毒物質，而這些溶解物在腸內或腎臟無法處理乾淨時，會經由皮膚排出體外。

因此，皮膚會經常泛黃，但這並非黃疸，而是肝臟在療癒的過程中，所必須的淨化作用引起的，無需擔憂。

在維他命的營養素中，含有大量的維他命A，對於視力的回復及其他眼疾的治療，深具效果。

在美國，有許多胸懷翱翔的壯志，參加空軍官校的考試，卻因視力不良而吃閉門羹的青年，藉助紅蘿蔔汁的效用，恢復良好的視力。

同時，紅蘿蔔還具有豐富的鈣質，對於牙齒及骨骼的發育非常有幫助。

由經驗報告中得知，紅蘿蔔汁也能促進奶汁的分泌，在懷孕後期的幾個月裏，多飲用紅蘿蔔汁並可預防產褥熱等產後疾病。

紅蘿蔔還具有增強抗體的作用，尤其對扁桃腺炎、副鼻腔炎、咽喉炎、支氣管炎、肺炎等感染症的療效極佳。

美國的自然療法學家Ｎ・Ｗ・渥克博士說過：「紅蘿蔔汁是治癒潰瘍和癌的世紀奇蹟。」同時，在一九八二年六月，美國的科學協會發表防癌食療的報告中，推舉紅蘿蔔的效能，認為應是最具代表性的防癌食品。尤其，紅蘿蔔和高麗菜的混合菜汁的效能最強。

另外，對於不孕症或神經系疾病的功效也有很好的實證。甚至它還有驅蟲作用。總而言之，紅蘿蔔大概是世界上最好的神丹妙藥。

## 蘋果的功效

（學名）Malus pumila Mill

（英語）Apple　玫瑰科。

蘋果原產於中近東、高加索地區。

在許多果實中，沒有比蘋果在各種傳說、民間故事、神話中的出現率要高。

譬如，希臘的傳說中說到：「蘋果是帶給人通往恆久的世界，賦予人永久生命與幸福的果實。」

而羅馬人的宴會是「雞蛋起宴，蘋果完宴」。意思有「有始有終」。

至於，常用的諺語則有：「the apple of the eye」（放入眼中也不覺疼般地喜愛）、「as dear as the apple of my eye」（非常重要者的譬喻）。

基督教的傳說中，蘋果也經常露身現法，最出名的當屬眾所周知的「禁忌的蘋果」。

在阿拉伯的民間故事中，蘋果被認為是「萬病之藥」。北歐神話中也提到，神因為吃了「永保青春的蘋果」而長壽不老。

英國的諺語中，蘋果也是健康的化身。例如：「An apple a day keeps the doctor away。」（一天一個蘋果，醫生不再來）、「Eat an apple going to bed, make the doctor beg his bread。」（睡時吃蘋果，醫生變乞丐）。這些都隱喻蘋果乃是百病的神丹。據說，在英國為了避免傳染病，都隨身攜帶pomander，這是在蘋果核中塞滿各種丁字形的「香球」。

到了十六世紀末期，在此香球上又添加豬油和玫瑰水，變成維護乾裂皮膚的油藥。這也是現代髮油的前身。

根據英國醫生R・巴頓的研究，蘋果對憂鬱症有改善的效果。有句諺語說：「不想結婚的男人，睡覺前吃蘋果就好了。」這暗示蘋果的鎮靜作用。

蘋果含有豐富的維他命（A、B群、C）、容易分解的糖類、酵素、酸類（蘋果酸、柑橘酸、酒石酸），同時還富有大量的磷、鈣、鈉、硫黃、鹽素、鎂、鐵等礦物質。

蘋果酸能治體內的炎症，具有體內淨化作用。因此，對於發熱疾患，蘋果可以解熱。同時，對於支氣管炎、感冒等症狀，還可發揮去痰、抗炎作用。

在義大利的醫科院校教材上，還有這樣的記載：「吃梨小便，吃蘋果大便。」這意味著蘋果具有通便的效果。事實上，這是因為蘋果內所含的鉀和蘋果酸，能促進腸的蠕動以減少便秘。

基於以上的理由，蘋果對於肝臟病、腎臟病、風濕、關節疼痛、動脈硬化症、心臟病、濕疹及肥胖等疾患，都具有某種程度的療效。

## ⑷鮮果汁可以培育助益性的腸內細菌

生於俄羅斯的法國人梅奇尼可夫（西元一八四五～一九一二年，諾貝爾醫學獎得主）曾說：「預防腸內的腐敗，才能裨益健康長壽。」

他對於俄羅斯高加索地區的住民之所以能保持驚人般的健康與長壽，認為應歸功於每日大量飲用乳酸菌飲料，而促成良好的腸內衛生。因此，他發表了「梅奇尼可夫的長壽學說」。

我們的腸內聚集了百兆以上的細菌，它們和人體的健康與疾病息息相關。

其中，可大略區分為裨益健康的有用菌（乳酸菌、桿狀菌等），以及為害人體的有害菌（葡萄球菌、綠膿菌等）。

有用菌可以製造各種的維他命（$B_1$、$B_2$、$B_6$、$B_{12}$、E、K），促進體內抗體、補體的生產而裨益健康。

相反地，有害菌在腸內會製造老廢物、腐敗物、造成便秘，引發各種感染症（尿道感染症、肝膿潰瘍、心內膜炎等）。同時，在腸內也會製造致癌物質。

當腸內的有用菌增加時，有害菌必然會減少，如此即能增進健康。

乳酸菌通常都寄居在蔬菜的表面或土壤中，而鮮果汁中即含有乳酸菌發育因子的葉酸及維他命$B_{12}$、維他命$B_X$等。經常飲用鮮果汁，等於是直接攝取這些裨益人體的有用菌。

當生鮮果汁放置數個鐘頭後，會發出酸味，這就是乳酸菌活動而製造出氧化物的證明。這種氧化物就是維護腸內環境衛生的功臣。

## ⑸ 鮮果汁可以解毒各種公害物質

地球上充滿了DDT、BHC、鉛、水銀等公害物質，這些物質已經徐緩地侵蝕、為害人體的健康。

鮮果汁中所含有的維他命C、A、B群、E、P、F及鈣質、亞鉛、亞矽酸鹽等礦物質，可以消除這些公害物質的毒素，將之排洩，滅絕其禍源。

## ⑹鮮果汁中含糖分、蛋白質等

鮮果汁中含有熱量源的葡萄糖、果糖以及幫助細胞結構的良質蛋白質。

偶爾也會出現因水斷食而死亡或意識不明的事故。不過，已經有數百人試行果汁斷食，卻無任何意外事例。

這可能是鮮果汁中的糖分、蛋白質和礦物質等，補充了事故之因的「飢餓」或血液中電解質的崩潰。

## ⑺鮮果汁中含有蘋果酸、柑橘酸、酒石酸等有機酸

這些有機酸可以抑止腸內發酵，杜絕有害物質的產生。

### ⑻鮮果汁含天然水分

鮮果汁含有大量的天然水分，對於體內的不純物、老廢物、有害物，具有解毒、分解和排泄的功用。

施行水斷食時，若飲用水管水或礦泉水，有時也會為害身體。然而，鮮果汁中所含的是「自然水」，可以藉其有力的淨化作用清潔體內。

## 斷食的禁忌與適應疾病

斷食也有其適應症與不適應症，必須分辨清楚後，始能施行。

### ●忌諱斷食的疾病

(1)結核或癌症末、惡化的糖尿病（肝癌、腎癌等尤其要防範）。

(2)必須立刻手術者（急性盲腸炎、胃和十二指腸潰瘍的穿孔）。

(3)成人男性體重四十公斤以下者。
(4)胃腸出血極劇的潰瘍患者。
(5)懷孕中忌長期斷食（二~三天的斷食，對抑止嘔吐等害喜現象有幫助）。
(6)失去意識的精神病患及痴呆者。
(7)子宮肌瘤或卵巢囊腫巨大者。
其他，雖非疾病，但對斷食懷著極大的恐懼感，或是授乳中的母親，也應該避免。

## ●斷食也無法見效的疾病

(1)全盲。
(2)全聾。
(3)嚴重的心臟瓣膜症而無法補全者。
(4)末期癌。
(5)注射胰島素達五年以上的糖尿病。

(6) 頸部腫瘤粗大，且眼球突出的甲狀腺腫。
(7) 關節僵硬達五年以上者。

## ●斷食效果不彰的疾病

(1) 痲痺性的疾病。
(2) 腦中風引起的痲痺。但罹患此病時間愈短者，反覆進行二～三次二週期斷食法，有回復的可能性。
(3) 發病超過五年以上的精神分裂患者。前面提及的尼古拉耶夫教授指出，「如果是在二年之內，實施三十五天的斷食，百分之百可以療治。」

## ●斷食的適應病症

(1) 濕疹、支氣管哮喘等過敏性疾病。
(2) 胃和十二指腸潰瘍、潰瘍性大腸炎。
(3) 盲腸炎、支氣管炎、心內膜炎、大腸炎、副鼻腔炎、神經炎、赤痢等炎症性疾病。

(4) 乾癬、玉蜀黍疹等皮膚病。

(5) 麻痺、癲癇、運動失調等神經疾病。

(6) 痔瘻、痔核。

(7) 所有的消化器官疾病（胃、十二指腸、肝臟、膽囊、腎臟）。

(8) 膽結石、腎結石、尿道結石等結石症。

(9) 青光眼。

(10) 乳腺腫、上皮腫等腫瘍性疾病。

(11) 偏頭痛、神經痛、風濕、關節疼痛等疾病。

(12) 糖尿病、甲狀腺腫等內分泌性疾病。

## 斷食與事故

根據俄羅斯生理學家巴修堅、蓋夫提爾等人的研究，不論是動物或人類，在強制性的長期斷食中，身心雖然不見得會很衰弱，卻有突然暴斃的事故發生，這是體內的老廢物產生的中毒所致。

但，若以治療為目的，自發性地進行斷食時，幾乎不會有類似的情況發生。

這大概是強制性的斷食和為求治療而自發性的斷食之間，在精神上、心理上的差別影響而造成的結果。

在斷食中，只要能力行浣腸、冷水淋浴，以及清淨環境下的散步、按摩，就不容易引起體內的自家中毒。

斷食中，即使是攝取微量的食物，也會傷及身體，使病情惡化，千萬要留意。

在斷食期間，體內的營養體系異於平常，它不需要藉助糖分，就可直接從脂肪、蛋白質中分解出熱能。所以，一旦貿然攝取食物，即會刺激胃腸，產生飢餓感而破壞這種特殊的營養狀態，造成體內療癒能力和各種化學反應露出破綻，反而會使病情惡化。這種狀態稱為「異常營養症現象」。

# 第六章 疾病的形成

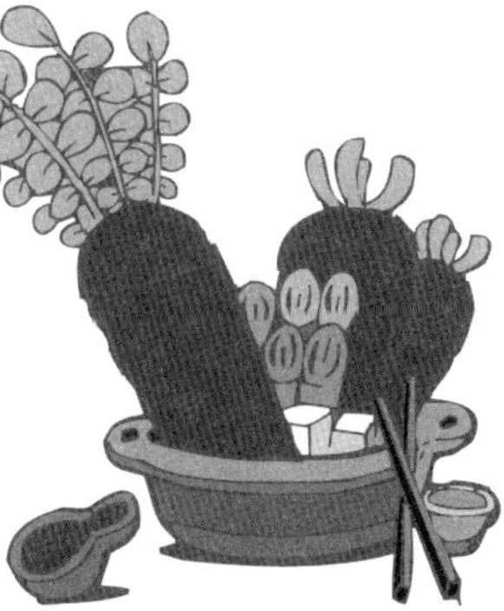

以臨床醫學而言，疾病的名目不勝枚舉。隨著醫學的發達，只要有新的病例出現，就增加了新的疾病出來。

不過，依病理學來分類，僅有先天性異常、炎症、免疫的異常、腫瘍、血液和體液的循環障礙、體機能障礙的疾病、外因性疾病（物理化、化學性的外因）等七個類別。

除了先天性的異常是人力所不能決定，以及外因性的疾病，如打撲、藥物中毒、火傷等人為的疏忽外，發生在人體上的疾病，歸結下來只有五類。

## 1. 炎　症

所謂炎症（inflammation），依醫學之祖古希臘的畢波克拉提斯（Hippokrates）的解釋，是「炎意如其字，是人體內自然療癒能力，將病態物質燃燒、處理的過程。」

炎症有四個徵候：發紅、腫脹、疼痛和發熱。病名為○○炎的疾病，都屬於炎

## 疾病的分類

| | | |
|---|---|---|
| 炎症 | 吸呼器官的感染症 | 感冒、流行性感冒、咳嗽、咽・喉頭炎、扁桃腺炎、支氣管炎、肺炎、結核、副鼻腔炎 |
| | 胃腸的感染症 | 大腸炎、腹瀉、盲腸炎、胃炎、消化不良、膽囊炎、肝炎、其他的肝臟病、黃疸、肝硬變 |
| | 泌尿器官的感染症 | 膀胱炎、腎盂腎炎、睪丸炎、前列腺炎、淋病、梅毒 |
| | 腦、脊髓、神經系的炎症 | 腦炎、髓膜炎、末梢神經炎 |
| | 小兒期的傳染病 | 腸傷寒、赤痢、白喉、猩紅熱、痲疹、水痘、痘瘡 |
| | 皮膚的炎症 | 癤、瘍、瘡膿、皮膚癢症、青春痘、香港腳 |
| | 其他的炎症 | 齒槽膿漏、蛀牙、靜脈炎、白帶 |
| 免疫的異常 | 過敏性疾病 | 支氣管哮喘、蕁痲疹、過敏性鼻炎、腹瀉、系球體腎炎 |
| | 自我免疫性疾患 | 風濕、自我免疫病 |
| 腫瘍 | | 癌 |
| 血液體液的循環障礙 | | 動脈硬化症、腦中風、高血壓症、虛血性心臟病、心肌症、其他的心臟病、低血壓症、浮腫、痔核 |
| 退化性的疾病 | | 糖尿病、脂肪肝、膽結石、尿道結石、痛風、其他關節炎、肥胖症 |
| 外因性疾病 | | 火傷、打撲、藥物中毒 |
| 其他的疾病 | | 口臭、燒心、胃・十二指腸潰瘍、便秘、疝氣、頭痛、目眩、神經痛、痙攣、癲癇、失眠症、精神病、禿頭、近視、亂視、白內障、貧血、甲狀腺腫 |

症，其原因大部分被認為是病原菌（細菌、濾過性病毒、真菌）所引起，其實並不盡然。

○○炎的炎症之所以產生，是體內蓄積太多老廢物、酸毒物的表徵，並且是病原菌侵入這些腐敗物質中，引起燃燒而有的症狀。

## ●營養過多會誘發感染症

美國明尼蘇達大學醫學院M・J・馬雷教授，於一九七七年一月十五日，在世界性權威的英國醫學誌「Lancet」該月號刊上，發表一篇耐人尋味的論文。

論文的要旨是「飢餓對於病原菌的感染有抑制性的功能」。

這位教授在一九七五年，訪問處處飢饉的撒哈拉沙漠，並提供糧食給挨餓的遊牧民族，結果在糧食供給開始後不久，突然地發生瘧疾。

論文就是基於這個事實，並經過以下許多事例的考察與檢討才歸納出結論來。

「衣索匹亞的索馬利亞遊牧民族，也是在飢荒時得到糧食的供應之際，才引起瘧疾、結核等傳染病。」

「中世紀在英國發生的痘瘡，富有人家的罹患率遠高於貧窮人家。」

「第一次世界大戰中，因流行性感冒而死亡的人當中，營養狀況最佳者的比率最高。」

「一九三九～四五年間，在某人口稠密狀態的聚落裏，處於低營養狀態者對麻疹、傷寒的罹患率最低。」

「一八三〇年代，根據英國監獄所進行的調查報告指出，營養充足的囚犯，其對感染症的罹患率是百分之二十三，死亡率是百分之〇・四，而營養不佳的囚犯，其罹患率是百分之三，死亡率是百之〇・一六。」

這些歷史上的諸多事實，的確發人深思。

另外，還有一則有趣的小插曲。

「在印度，當乾旱草木枯萎時，動物（家畜）的食物銳減而各個形銷骨立，但家畜的罹患率達到最低。而雨季來臨後，草木化雨為林，動物自然地豐腴起來，流行病卻反而增加。」

因此，馬雷教授解釋，從另一個角度看來，營養過多會誘發感染症。理由是從許多臨床的經驗得知，對陷入營養狀況極其惡化的患者，經由點滴供給高單位營養時，反而多半會引起嚴重的感染症。

教授認為這些現象的原委始末是這樣的：「我們所吸收食物的營養素，與其說是維持我們身體的健康，不如說是應用診病原菌的分裂與繁殖。」

換句話說，若我們攝取超過生存所必須的營養時，這些多餘的物質就變成老廢物、累贅物，而變成病原菌蔓延的食餌。

接著，馬雷教授為了對這些事實的推論進一步求證，而做了實驗，結果為「罹患感染症時，會產生食慾不振的現象，這是身體對病原菌的一種防衛表現。」

該論文發表於美國臨床營養學會雜誌一九七九年三月刊上。其實驗的內容，大致如下：

首先將一百隻老鼠分成四群。其中，再分為二群一組，一組是沒有任何感染的老鼠，另一組則是故意在腹腔內注入病原菌而生病的老鼠。再次，把每一組中的二群，分為自由進食的老鼠，以及由胃部輸管供食的老鼠。依此來觀察它們的死亡率和平均生存日數，結果如一二七頁。

馬雷教授的老鼠實驗

| | 處置內容 | 死亡率 | 平均生存日數 |
|---|---|---|---|
| I 群（10隻） | ・不受感染的老鼠<br>・每天早上由胃管供應2g的食物，其餘時間自由進食 | 0 | |
| II 群（30隻） | ・不受感染的老鼠<br>・自由進食<br>・每天早上插入胃管，但不供應食物<br>・注射0.2ml濃度0.85%的食鹽水於腹腔 | 0 | |
| III 群（30隻） | ・將L. monocytogenes的病原菌溶解於0.2ml濃度0.85%的食鹽水中，注入腹腔內，使之感染<br>・自由進食<br>・每天早上插入胃管，但不供應食物 | 43% | 8.7日 |
| IV 群（30隻） | ・腹腔內注射同於III群的病原菌，使之感染<br>・自由進食<br>・由胃管強制性地供食 | 93% | 3.9日 |

## ●食慾不振是身體的防禦反應

從這個實驗，可以確認的是，當患病時（感染症），只為了增強體力，而勉強進食，反而會嚴重地傷害身體。

馬雷教授也在結論中說：「食慾不振是身體防禦反應中的一項重要機能。」生病之所以失去食慾，乃是身體不願意再製造老廢物、累贅物和酸毒物等病原物質的防禦反應，也是自然療癒力的表現。

義大利威尼斯的Luigi Cornaro（西元一四六二～一五六六年）活到一百零四歲，在他的著作《長壽的秘訣》曾這麼說：「為了讓人類久命長壽，大自然教導我們在生病時，所該遵從的法則。在此時，大自然立即剝奪了病人的食慾，讓他僅能進食少量的食物。」

而為了治療疾病，運用自然反應的食慾不振，那就是「斷食療法」。

分析至此，大家應可明白，引起炎症（感染症）者，事實上並非病原菌，而係體內自身積存的老廢物、病毒物所造成。

## ●細菌與白血球的功能

地球上的動物，幾乎都是以其他生物為食餌而延續生命。換句話說，就是燃燒別人的生命來照亮自己的生命。不過，細菌類卻是例外。

細菌類一定生存在太陽照射不到的陰暗處、濕氣重的地方，以及動植物死骸的部位。

這些細菌是引起肺炎、膀胱炎、膽囊炎、髓膜炎等炎症的禍首，最不受歡迎，更是醫生、細菌學家們的眼中釘。不過，在此先以冷靜的態度來瞭解一下細菌的生態。

假如地球上的動植物死亡之後，不進行分解及腐敗作用，地球將變成死骸之山，下一代的生物就沒有生存的空間。

為了預防這個危機，大自然賦予細菌具有腐敗和分解死骸等廢棄的有機物質，將它們化歸土壤，還原為植物生長的營養素機能。

相反地，它們絕不寄生在新鮮的蔬果、活魚和活蹦亂跳的人體身上。細菌所糾纏不放的是，破皮腐爛的水果、料理過的蔬菜、死魚或肉（動物死骸的一部分）等失去生命的物質。

比喻來說，「細菌與死、腐敗」是同義語，而「細菌與生命」就是反義語。所以，為什麼人們會感染肺炎、感冒、扁桃腺炎、髓膜炎的問題，當不難理解。

原因在於過量進食肉類、蛋類、白砂糖、白麵包、白米等，使得血液中產生酸毒物和多餘的脂肪、老廢物等有害物質。而為了將這些廢物祛除燃燒，細菌就侵入體內。

另一方面，為了抵抗入侵的細菌，維護人體健康，血液中有一群到處浮游的白血球，可將細菌殺死，並吸收體內的老廢物、酸毒物、剩餘物、進行解毒處理。

日本神戶小兒科醫院院長平田美穗博士，從研究中得知，肥胖兒童的白血球所具有的殺菌力較弱，因此容易感染扁桃腺炎和肺炎。

瑞典的卡若林斯加大學的J・諾爾田斯特姆博士也提出如下報告：在血管內注射營養劑的脂肪時，白血球的殺菌力會變弱。同時，還發現過量地攝取砂糖，會導致白血球代謝回路的異常，減低白血球的殺菌力。

日本大學教授田村豐幸醫學博士，在其著書《砂糖為害之懼》中也提到：

「正常的白血球平均可以吞噬十四個病原菌。不過，吃了甜甜圈數分鐘之後，血液中白血球的殺菌力只剩下十個。

若是吃了大一點的麵包後，只能對付五個病原菌；吃了巧克力牛乳雪泥，則只有殺傷二個病原菌的能力。所以，多吃甜食只會使白血球對病原菌的抵抗能力愈來愈弱。」

從另一個角度而言，甜食、脂肪等的攝取過量，等於是方便了細菌在體內所做的掃除工作。

因此，炎症的主要原因在於體內蓄積過多的老廢物。其次原因才是出於肝臟、腎臟等解毒、排泄器官機能的障礙，以及血液中的清道夫——白血球對異物（老廢物、病原菌）的噬食能力減低。

所以，要治癒炎症，最重要的是清除大腸內的老廢物，藉由鮮果汁斷食來淨化血液中的污染並攝取鐵質、維他命C等能促進白血球機能活潑的營養素，使它能發揮噬食血液中的酸毒物、老廢物的功能。

## 2.免疫的異常

所謂免疫（immunity），是「免除疫病的反應」，指生物體對付細菌、病毒、寄生蟲或外來蛋白質而引起的抗拒，即以白血球機能為主的生命體之防禦反應。

本來免疫現象是預防疾病、治癒疾病的反應，但是，有時候也會出現對生命體造成障礙的反應。這就是異常過敏性病變，是自我免疫性的毛病。這些「免疫的異常」，換句話說，是擔任免疫機能的白血球異常。

白血球的機能如前所述，是噬殺病原菌，吞食體內的所有廢物，並進行解毒作用。因此，過食或誤食均會減弱白血球的機能，而造成「免疫的異常」等疾病。

白血球的機能，也會因維他命A、$B_1$、C、E、泛酸、葉酸等維他命類，或鐵質、亞鉛、矽等礦物質的不足而減弱。

由這些事實看來，藉由斷食將體內的老廢物、過剩物清除乾淨，再利用鮮果汁來補充維他命、礦物質等微量營養素的不足，自然能回復白血球的機能，同時治癒

「免疫的異常」的難症。

## 3. 腫瘍

腫瘍，現代醫學指人體組織細胞的異常過度增生。依病理組織切片診斷，可以區分為良性和惡性二種，惡性者又稱為癌。

若說腫瘍是「凝聚物」，係因體內過多的老廢物、剩餘物質蓄積而引起，大概會讓科學人士恥笑不已。

但在一九三五年，有項研究報告說：「低營養可延長動物的壽命，抑止腫瘍的發生」。其後，又有名伊歇魯斯的博士也提出報告，「儘其所食而飼養的老鼠，比之每兩天斷食一次的老鼠，其自發性癌的概率要高出五・三倍。」

由此可知，過食會誘發致癌，而另一方面，盡全力吞噬新生的癌細胞，仍是白血球責無旁貸的使命。因為白血球中的淋巴球（T淋巴球）具有抗癌作用。

換句話說，白血球對致癌之源的老廢物、剩餘物質進行吞噬處理後，若再有新

## 噬食處理

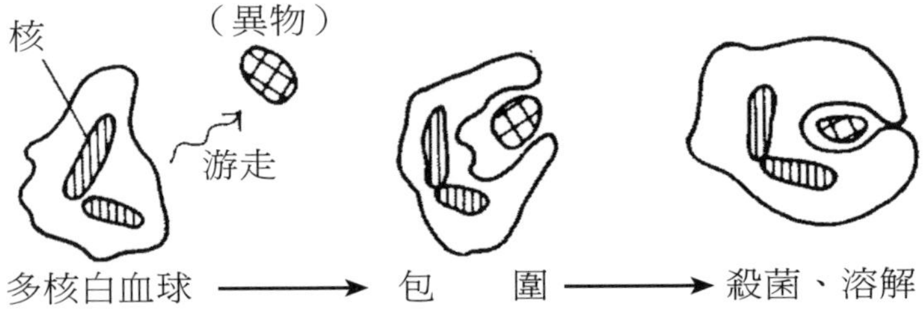


當身體有異物時（老廢物或細菌等），白血球內的多核白血球，會游向該物，以自身變形包圍異物，發揮殺菌、溶解的功用，稱為噬食處理。

## 致癌的過程

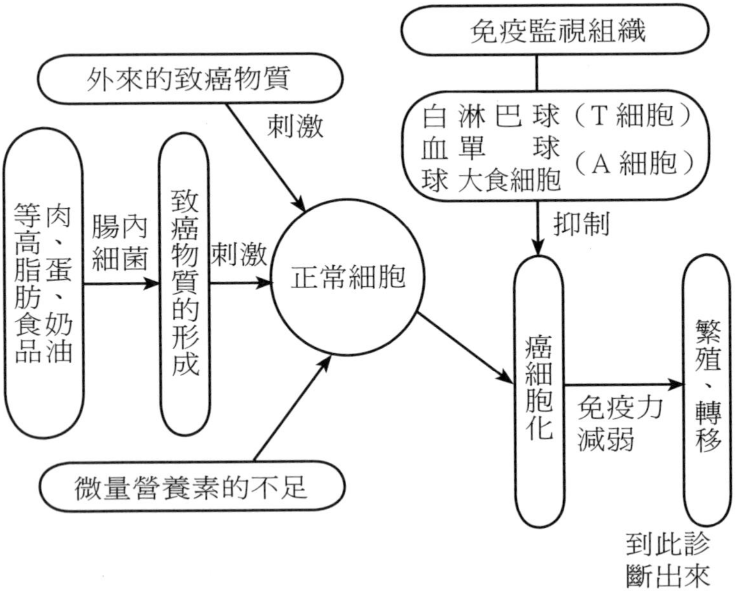

生的癌細胞出現，則藉由T淋巴球之力，抑止其增殖。

所以，若能施行果汁斷食，將致癌的因素清除（體內的老廢物），並補充維他命、礦物質等的不足，是增強白血球機能、防癌、治癌的第一步。

# 4. 血液和體液的循環障礙

很多疾病都與血液循環問題（Circulatory problems）有關。

這是高血壓、動脈硬化、腦中風、虛血性心臟病（狹心症、心肌梗塞）等血液循環障礙所引起的疾病。

大部分的原因是，血液中沉澱了過多的膽固醇、中性脂肪、尿酸等剩餘物質、老廢物、阻塞血管內壁，而造成血液循環障礙。

發生在身體的下半部，由慢性的靜脈和動脈發炎所造成的另一種血液循環疾病，稱倍耳勾氏病，此病常見於抽菸的人。

藉由斷食療法，將這些老廢物清除乾淨，增進血管的活力與彈性，疾病自然能痊癒。

## 5.退化性的疾病

身體器官、組織、細胞等的正常運作機能（新陳代謝）失調，所引起的疾病便是「退化性的疾病」。

當細胞運作各種生命現象後，即轉變為無用的老化蛋白質、脂肪、糖、澱粉酶，或其他的老廢物。這些老廢物無法排泄乾淨，就沉澱於細胞內，造成新陳代謝產生障礙。因此，細胞本身產生病變，引起臟器組織的生理作用減低或停頓。

反觀退化性疾病的成因，可見斷食是洗滌老廢物、酸毒物的唯一法門。

# 第七章 斷食效用實例

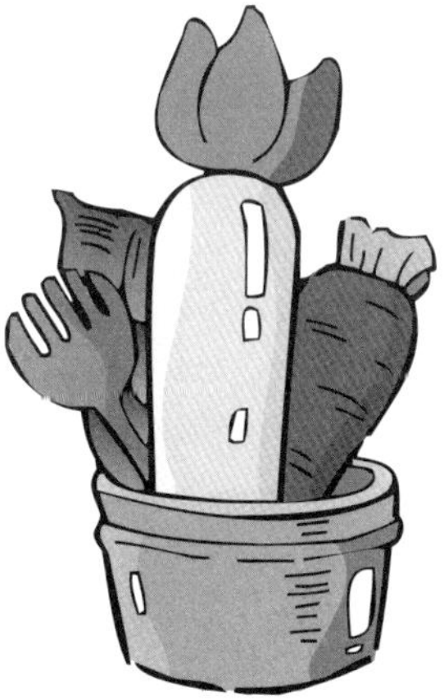

# 如何研讀檢驗報告

用注射器抽取血液，放入瓶內或試管後，沉澱在下方的是紅稠糊狀，愈往上方則血色愈清澈。

沉澱到下方者，是血液中的有形成分，例如，紅血球、白血球、血小板等血球成分。

上方者是這些血球成分析離之後所剩的液體（稱為血清），包括水分、蛋白質、脂肪、維他命、礦物質、酵素和糖分等。

## (1) 關於血球成分

### (a) 紅血球

一$mm^3$的血液中，大約含有五百萬個紅血球。血液之所以呈現紅色，就是因為含有紅血球的緣故。

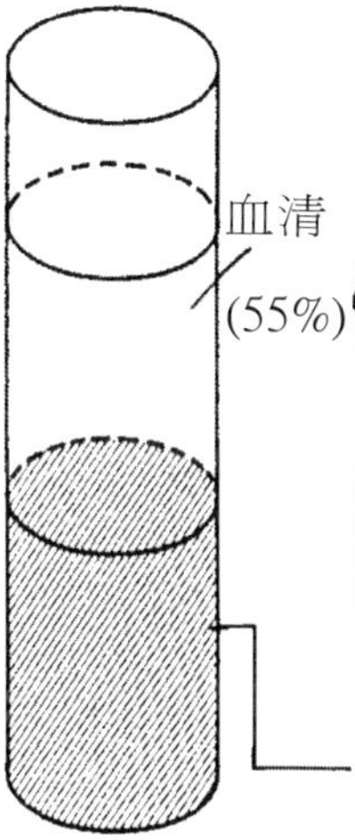


血清(55%)
- 水 ……………… 91%……血液循環、調節體溫
- 有機物
  - 蛋白質……7%……營養、凝固、免疫
  - 脂質(HDL、中性脂肪) 1%……營養
  - 糖質 0.1%……營養
  - 作用物質(維他命、荷爾蒙酵素)……代謝調整
  - 老廢物……（尿素、胺基酸、尿酸、膣素類）
- 無機物（礦物質）〔Na、K、Ca、C1、其他〕…PH調整、$CO_2$搬運、浸透壓調節

血球成分（45%）
- 紅血球……氧化物搬運
- 白血球……殺菌、免疫
- 血小板……凝固、止血

若是紅血球的含量在四百萬個以下時，就呈現貧血狀態。紅血球的任務，是將肺臟所吸收的氧氣輸送至全身。所以，缺乏紅血球時，會導致呼吸困難，產生心悸。同時，也會出現手腳冰冷、目眩等症狀。

女性因為有生理週期，比較容易貧血。而成長期的兒童，若缺乏鐵質、蛋白質等增強紅血球的營養補給時，也會造成貧血。

成年男子若有痔出血、十二指腸潰瘍出血時，也會貧血。不過，若無明顯的出血症狀，而患有貧血

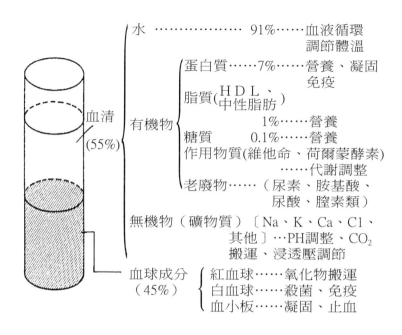

時，則多半是慢性的炎症（結核或膠原病、風濕）、癌症等潛伏其中，應特別留意。

### (b) 白血球

白血球的功能是殺菌、消除體內廢物。因此，若有支氣管炎、肺炎、膽囊炎等炎症時，其數量會急速增加。反之，白血球過多時，一定是身體某部位罹患炎症。不過，白血球會因為濾過性病毒的感染症，如感冒、麻疹、流行性耳下腺炎及濾過性病毒肝炎而減少至四千以下。

至於嗜好吞雲吐霧者，由於體內的廢物積多，會有白血球增加的傾向。而眾所周知的白血病，則是出於白血球的異常遽增。

### (c) 血小板

出血時最先到達該部位，進行止血作業的是血小板。因此，血小板減少的再生不良性貧血、白血病、血小板減少性紫斑病等，會在身體的許多部位出血（如：鼻血、牙齦出血、紫斑等）。

相反地，血小板過多的血小板增多症，容易在血管內形成血栓，致使腦血栓、心肌梗塞的罹患率較大。

## ⑵總蛋白

蛋白質可分為兩類。一類是主司由肝臟所製造的蛋白素的蛋白質，另一類則是和淋巴球等所製造的球蛋白免疫體相關的蛋白質。

蛋白質減少時，可能會出現營養失調或不良，造成肝臟機能減退。

## ⑶肝臟機能檢查

### (a)肝細胞內酵素

GOT、GPT、LDH等，都是肝細胞內所含的主要酵素。

當這些酵素含值過高時，肝細胞即遭到破壞，換句話說，可能患有肝炎、肝硬化、脂肪肝或肝癌。

## (b) 膽道內酵素

γ—GTP、、LAP、ALP等，主要是連接肝臟到十二指腸間的膽管、膽囊的壁細胞內所含的酵素。

當這些部位發生炎症（膽管炎、膽囊炎）、膽結石、膽囊癌時，上述酵素的含值就會上升。

不過，γ—GTP值和飲酒的關係密切。通常，酒量多的人，其γ—GTP值多半會上升。

## (4) 腎臟的檢查

澱粉酶是腎臟細胞內所含的酵素，會因腎炎、腎臟癌等而致數值上升。

## (5) 腎機能檢查

腎臟機能減低時，原本血液中由尿液排泄的老廢物，如尿酸、胺基酸、尿素、膣素等會殘留在血液內。所以，由此殘留現象即可間接發現腎臟機能的失調。

患有慢性腎炎、糖尿病性腎炎、腎臟癌等病時，血液中所含的這些數值會提高。

尿酸也會因肉食過剩、運動不足、蔬菜缺乏等而上升，這是筋骨酸痛的原因物質。

## ⑹動脈硬化的檢查

總膽固醇和中性脂肪是體內的熱能源，前者還是細胞膜的成分及性荷爾蒙的原料。但是，含量過多時，會造成動脈硬化，而誘發腦中風、心臟病。

不過，HDL是預防動脈硬化的膽固醇，其數值愈高（即含量愈多）愈能預防動脈硬化。

## ⑺炎症反應

體內罹患肺炎、膽囊炎、膀胱炎等炎症時，反應必定是（＋）。

這是所謂的C－反應性蛋白質物質。當體內沒有炎症時，就不存在（－）；患有炎症時，表示其存在（＋）。

若是白血球增加，而CRP也成（＋）時，體內一定罹患某種炎症。癌（腫瘍）的情況也會成（＋）。

## (a) A氏的情況

資料顯示有白血球增多、膽道內酵素上升、炎症反應的CRP成（＋）。肝細胞內酵素無異常。

由此可推測，A氏患有膽囊炎等膽管內的炎症。若併有右上腹部痛、嘔吐、發燒症狀時，即可確定診斷。

## (b) B氏的情況

GOT、GPT、LDH值上升。同時，γ－GTP、LAP、ALP值也高，可見是來自膽道系統或肝細胞本身的影響。

而γ－GTP顯著地高升，可判斷是因酒精過量所引起的酒精性肝炎。

| | | | 正常值 | A氏 | B氏 | C氏 | D氏 |
|---|---|---|---|---|---|---|---|
| 血球成分 | | 紅血球 | 400萬～500萬／$mm^3$ | 450 | 482 | 520 | 324 |
| 血球成分 | | 白血球 | 6000～8000／$mm^3$ | 12.000 | 6.600 | 7.500 | 7.000 |
| 血球成分 | | 血小板 | 12 萬～35萬／$mm^3$ | 30 | 32 | 40 | 20 |
| 營養 | | 總蛋白 | 6.5g～8.0g／dl | 7.0 | 7.2 | 8.5 | 6.3 |
| 肝機能檢查 | 肝細胞內酵素 | GOT | 8 - 40單位 | 35 | 70 | 32 | 18 |
| 肝機能檢查 | 肝細胞內酵素 | GPT | 5 - 35單位 | 30 | 96 | 30 | 12 |
| 肝機能檢查 | 肝細胞內酵素 | LDH | 50 - 400單位 | 320 | 422 | 350 | 250 |
| 肝機能檢查 | 膽道內酵素 | γ－GTP | 0 - 50單位 | 35 | 180 | 48 | 12 |
| 肝機能檢查 | 膽道內酵素 | LAP | 110 - 170單位 | 210 | 204 | 160 | 120 |
| 肝機能檢查 | 膽道內酵素 | ALP | 60 - 270 IU/ℓ | 320 | 280 | 220 | 100 |
| 腎臟 | | 澱粉酶 | 60 - 160單位 | 130 | 150 | 128 | 70 |
| 腎機能檢查 | 老廢物 | 尿酸 | ♂3.5 - 7.9<br>♀2.6 - 6.0 mg/dl | 6.0 | 7.2 | 8.4 | 8.8 |
| 腎機能檢查 | 老廢物 | 胺基酸 | 0.7 - 1.5 mg/dl | 1.2 | 1.0 | 1.4 | 1.8 |
| 腎機能檢查 | 老廢物 | 尿素膣素 | 8 - 20 mg/dl | 15 | 18 | 19 | 24 |
| 動脈硬化檢查 | 脂肪 | 總膽固醇 | 130 - 250 mg/dl | 140 | 240 | 272 | 260 |
| 動脈硬化檢查 | 脂肪 | HDL | 38 - 68 mg/dl | 52 | 60 | 48 | 30 |
| 動脈硬化檢查 | 脂肪 | 中性脂肪 | 40 - 220 mg/dl | 112 | 380 | 320 | 115 |
| 炎症反應 CRP | | | (－) | (＋＋) | (－) | (＋＋) | (－) |

另外，中性脂肪偏高，也是因為過量的酒精造成體內熱量的攝取過剩，而轉變成脂肪所致。

## (c) C氏的情況

紅血球等血球成分多，總蛋白、膽固醇、脂肪也過多。尿酸值亦達高值。這個人是不折不扣因營養狀態過好而變成營養過剩病，如果腳趾關節有疼痛紅腫的現象，那無疑是筋骨酸痛病。

炎症反應是（＋＋），也表示係因關節酸痛而引起的關節炎。

關節炎有許多種，最常見的是骨關節炎及風濕性關節炎。骨關節炎是一種關節退化症，它與老化時的磨損與破裂有關，也可能是骨頭末端的軟骨組織的變質。風濕性關節炎是發炎型的關節炎，它攻擊圍繞關節潤滑液的滑膜。

## (d) D氏的情況

有貧血。胺基酸和尿素、膣素偏高，似乎是腎臟機能不好。以中醫診斷來說，這個人下半身較虛寒（肚臍以下部位）。若沒有月經過多、潰瘍、痔出血等症狀，最大的可能是因子宮肌瘤所引起的貧血。

所以，診斷的結果應該是①子宮肌瘤，②腎機能障礙。

## 體瘦與虛弱

施行斷食，體重自然減少。因此，一般的想法是，對於身材消瘦（尤其是所謂的「羸瘦」者）、虛弱的人，斷食並不太好。

不過，羸瘦與其說是食物不足而引起，勿寧說是健康受損而造成。換句話說，羸瘦患者對食物無法有效地消化吸收。

但經由斷食，消化吸收能力回復，身體一旦轉變為「更具效率的機械」時，只要些許的食物，即可維持正常的體力、生理性活力及體重。

相反地，營養十分充足的人，由於長年的過食，體內的老廢物積壓已久，故當胃腸機能受到障礙時，往往會陷入某種「營養失調狀態」。畢竟，「食物與營養」並不是同義語。

同樣地，虛弱也大都不是因為營養不足，而是體內的老廢物達到飽和成中毒狀態，造成身體各臟器機能減低所致。

對於虛弱的人，會發出驚語說：「身體太虛，不適合斷食。」那麼，對那些吃喝無度卻身體虛弱的人，又怎能說：「進食可以補身」呢?事實上，每天飽食三餐，卻終日倒臥床榻的患者到處皆是。

一些身體虛弱又全身極其倦怠的人，在開始斷食後的二、三天左右，身體各部位的機能就變得更為活潑。

如此分析起來，我們並不是因為吃才有精神，而是因為有精神才能吃。但是，吃得過多，體內就充滿了一大堆不消化物＝老廢物＝毒素，而令人諷刺地引起體力減退並產生倦怠感。

就如同接下來要介紹的菱川的親身體驗一樣，雖然食慾旺盛，且每天的食物充足，但是身體狀況卻不佳，經年在倦怠感、虛軟中度過。然則斷食之後，反而活力增強，回復了健康。又有一位菊池，僅靠三天的斷食，就讓三二〇的血糖值降至一七〇以下。這些事實都一再地證明了斷食效能的本質。

# 兩週還我健康

菱川實朗（日本愛知縣一宮市，公司董事長）

## ●疾病的大雜燴

在三十八歲之前，我的身體非常健康，從未患過疾病，奔波於商界不落人後。白天業務繁忙，晚上接待客戶飲宴，每天早出晚歸，二十幾年來一成不變。從來就認為自己身體強壯，有如銅牆鐵壁。早餐不吃，中午是鰻魚便當，晚上吃炸食，深夜嚐烤肉、味噌烏龍湯麵，全是在外進食，都憑自己的喜好。

身高一七八公分，體重八十公斤，說得上是普通標準，但是腰圍寬約一百公分，乍似孕婦體態。

膚色白但虛軟，屬於超冷性體質。夏天也穿長衛生褲，到了冬天一定天天感冒，要穿兩件羊毛內衣、兩雙襪子，但是手腳還是異常的冰冷。

三十八歲時，有一次從公司的三樓走下時，突然半途屈了膝，差一點摔下來。當時一慌張，就趕緊抓牢扶手，幸好沒出什麼事。可是，日後走路艱難，腳幾乎跨不過門檻，而下半身也有麻痺的現象。心驚之餘，立刻趕到整形外科去做檢查。

醫生的診斷是「脫腸與坐骨神經痛」。於是，接受藥物與物理治療，往診一年左右卻不見好轉。自己開始疑神疑鬼，追問醫生情況也不得其解。

情急下，自己盲目地試了中國針灸、溫泉療法，甚至聽到某處有名醫就跑去就診，但仍然治不好病。

這樣的狀態，持續了四～五年，周遭的人都以為：「滿口說自己身體不好，恐怕是懶惰的藉口吧！吃得比別人多，胃口大開的人啦……」，一定都不相信我的話。

事實上，半個大西瓜我不用兩三口就吃光，五、六個饅頭一次囫圇吞也沒關係，擁有如此的食量，難怪親朋好友會不相信我。

但是，下半身酸麻，導致陽痿。站立就不舒服，只有躺下來才能恢復正常。結果，只好在公司裏設置寢室，躺著指揮業務。

化，簡直是糟透了。那個時候，因服用藥物過多，胃腸也弄壞，連腎臟、膀胱、前列腺、痔都惡忍不住內心猜疑，到各醫院的主治醫師那兒一一討教，終於大家捱不過我的煩擾，幫我立了病名——「自律神經失調症」。

從，給什麼藥就吃什麼藥。每位醫生都告訴我：「你就按時地吃藥吧！一定會好的……」，我就言聽計

但是，四、五年過去了，我全身好像是「疾病的大雜燴」，擁有數十個病名。慢慢地，精神上也欠缺正常的狀態，我最擔心的事終於發生了。天生弱視的眼睛出現異狀，兩眼的網膜剝離了。我陷入絕望的深淵，變得歇斯底里。

## ●全身運動

想，如此下去，身體傷痕累累，只有死路一條。以往我認為，生了病看醫生就會痊癒，但是我的病是愈看醫生愈糟。我不禁暗

我原定受診及二、三天的參觀比較，然到了石原醫生那兒，領教醫生對於人體

生態的許多說明，又目睹醫生那富有人情味的高貴風采，內心頗為折服。

翌日，聆聽診療所患者們的親身體驗後，我決定從第二天就施行果汁斷食。

現在，在醫生的指導下，早上六點起床，在朝露晨曦中疾走兩個鐘頭，八點回到診療所淋浴，再一口氣喝三杯紅蘿蔔汁，以及一粒醃漬梅乾。

十點之前，從來沒做過家事的我也打掃房間、洗衣服，然後喝一碗薑汁。十二點之前，讀書、閱報，並讓身體休息。中午是果汁三杯和梅乾一粒。食畢，到下午三點之間，在游泳池裏游游停停，不做激烈勞動。

離開游泳池後，喝碗薑汁。接著，到診療所的三溫暖內，流汗並休憩。然後，在五點半之前，又疾走兩個鐘頭左右。身體已是疲憊不堪，簡直說不出話來。不過，晚上的三杯果汁特別好喝，梅乾一粒也愛不釋手。

兩腳掌長滿了水泡，經由病友的指導，做了治療及按摩，躺下即睡得爛熟。

早晨感覺來得好快，病友們都起床了，我稍微睡過頭，情緒覺得舒爽，但全身有如鉛重。第二天過去，到了第三天，體重已經減輕三公斤。時常感到站不住腳，頭暈目眩（貧血狀態？），向指導的醫生請教，獲得指示「上午、下午口含一顆糖球」，真是謝天謝地。

## ●疲勞感漸失

第四天流了好多淚滴，尿色褐濁，牙齦部分油膩異臭，覺得不舒服。步行時，腳底覺得酥癢，身體虛輕，斷食開始後一直沒有便意，香菸又苦辣得無法拈手，這些症狀令我覺得愈來愈不安。

第五、六天時，疲勞感漸漸地消失，但是貧血狀態卻愈來愈嚴重。每晚最多能睡四～五個鐘頭，通常在晚上十二點左右入寢，早上五點就已清醒。

血壓低、遲睡的情況和以前熟睡的自己判若二人，聽石原醫生的解釋是「內臟進入休息狀態而不耗費體內熱量，所以自然不會想睡」，這些說明才令我釋懷。

斷食開始時，體重七十八公斤，第七天已減輕至七十公斤。第八天是糙米、濃湯和醃製梅乾，不太好吃。第九天是糙米粥、蔬菜和醃梅乾。而濃湯與粥食都必須放入口內咀嚼一百次才能吞食。

第十天是糙米飯和四道菜食。然而量出奇的少，幾乎是我以往餐量的下酒小菜一碟而已。同時，還必須謹守「咀嚼一百次再吞食，飲食時間大約一個鐘頭……。」

二、三分鐘就可以結束的飲食，附合著病友們的動作，依指示花了一個鐘頭吃完。不過，意外地還有飽腹足食之感。據說，這是藉由咀嚼的功夫，可以產生三倍於食物量的唾液，幫助食物消化。

便秘情況依然沒有改善，和指導的醫生商量之後，拿了兩包漢方瀉藥服用。隔天早上，終於排便。

原先以為必是黝黑的「宿便」，不料竟然像豬油般成灰色固狀，用紙捏起來看，又像橡皮般富有彈性。自己推想，大概是體內的脂肪已被排泄出來。

從此以後，每天吃多少，隔天就排多少。糙米菜食的糞便，一點也不臭且乾淨俐落，只是糞便非常粗長，一日兩餐，量又不多，究竟是怎麼回事呢？

屆滿二週時，體重減至六十五公斤。那時候，曾瞞著指導的醫生乘公車到市內偷吃陽春麵、饅頭、水果、餅乾和咖啡等。

同時在這兩個星期，不再餐後服用十二~三顆的藥丸，完全忘了自己是病體之身，只是偶爾會暗想，疾病到底變得怎樣了。

## ●嶄新的糙米新生代

漸漸地有了餘裕。不論是脫腸、坐骨神經痛、胃腸、腎臟都不覺得不舒服。到底以往的疾病跑到那兒去了呢？

石原醫生替我做血液分析檢查後，說「你一點毛病也沒有」。看了檢驗資料，一切都屬正常值，簡直難以置信，四、五年來的折騰竟然化為烏有。

光憑二週時間的斷食↓運動↓糙米菜食↓按摩，就把一切病痛消除乾淨，只能說是神奇。

此後，每天研讀診療所內所置的健康書籍，並從石原醫生那兒獲知許多糙米菜食的知識。

診療所的生活轉眼就快一個月，每天上山、到野外，做些肢體勞動的作息，使我幾乎忘了歸鄉。在這一個月內，我覺得好像四十多年來的運動量全耗上了，身材變得瘦健，內人和公司職員都大為吃驚。

結果，從內衣到外套，尺寸都不合身，樣樣重新購買，簡直像是剛入學的一年級新生一樣。這全是石原醫生，周圍的指導人員和前輩病友們的恩賜，衷心感謝。現在，我每年八月斷食，讓自己的飲食習慣維持始終。

這三年來，一直持續著早餐是紅蘿蔔汁，午餐是糙米便當，晚上是糙米菜食。每當固定這張菜單的時候，身體狀況就一直很好；但是，從商之人往往身不由己，外食的次數漸多。這麼一來，身體狀況一定會跟著走下坡。

基於自己的親身體驗，在商場上或朋友聚會時，逢人便談果汁與糙米食的話題，遇有身體不適而不得其醫的人，便推薦石原醫生的診療所，希望患者都能經由斷食，把疾病化為健康。

# 糖尿病克服記

菊池真吾（日本東京，電影導演）

糖尿病患者的我，血糖值高達三二〇。對糖尿病患者而言，特別要注意的是，日常飲食的節制。這需要非常堅定的意志力，才能不受誘惑異動。

而我明知自己是糖尿病患，卻往往意志不堅，做事又沒有準則。最好的證明是，我本來要開車前往石原醫生的診療所，可是腦筋不知怎麼想的，現在人卻坐在餐廳裏，桌上擺的是佳餚美酒。

由於我的飲食迥異於一般糖尿病患者，因而血糖的急遽高升，是不可避免的現象。說穿了是咎由自取，等飽餐一頓再善後吧！

在石原診療所實施的是紅蘿蔔蘋果汁斷食療法。簡單地說，就是早上八點果汁三杯，十點左右一碗不加料的味噌湯。其根據在於飲用果汁後身體較冷，而用味噌湯使體內吸收鹽氣並暖化身體。

然後，中午再喝三杯果汁，下午三點喝薑湯，這是融合黑砂糖汁的薑湯，目的也是為了暖身。

到了五點，再喝三杯果汁，如此一天的飲食就已完畢。醃梅乾與茶水可以自由取用。其間，散散步、泡泡溫泉或做針灸的治療。

和水斷食不同的是，本療法多少還維持一點飲食，所以，不會感到強烈的飢餓感。傳聞這個方法，已治癒許多疑難雜症。

但是，對我而言，果汁怎能抵擋得住我的飢渴，那種按捺不住空腹腸鳴的可憐狀歷歷在目。

因此，在斷食之前，我可要痛痛快快地隨心所欲飽餐一頓，這個理論應是順乎人情、合於天性吧！

一頓酒足飯飽，不禁又心生疑慮，紅蘿蔔蘋果汁斷食療法真是那麼有效嗎？這個疑問的最好解答，是以身試法了。

不過，聽說石原診療所專治疑難雜症，若是普通的疾病，似乎對不起盛名的療效。為了測試傳聞的真偽，我不惜自己是糖尿病患者，採用危及生命的暴飲暴食來加重病情，然後再一試石原診療所的妙法。

下定決心後，我毫不遲疑地，從五月十六日的中午到五月十七日早晨八點開始斷食之前，徹徹底底地晝夜豪飲狂食。

首先，在前述的餐廳裏吃了午餐，然後在開車途中的商店買了鹽豆，右手握著方向盤，左手則在鹽豆袋與口之間不停地上下擺動。

到了伊東市內，駛向麵包店，買了法國麵包大口大口地吃完，然後跑到便利商店，隨手就拿紅豆糯米糕、起司蛋糕、馬鈴薯沙拉、甜麵包、豆泥，再到雜貨店買幾瓶啤酒，在石原診療所的寢室裏大快朵頤。

到了晚上，從診療所職員口中，探聽出市內的聞名酒店，又如脫兔似地飛馳而去。一到深夜，又開車去吃叉燒麵，並喝了一瓶啤酒。

這還不夠，在清晨四點多鐘，又出沒於便利商店，買了雙份的甜麵包、花生麵包、三明治、冰淇淋、可口可樂，並不忘啤酒，滿滿一大包地抱回診療所的寢室內，不惜生命地痛吃豪飲一番。

終於，開始斷食了。儘管有東西入口，果汁斷食還是難捱。雖然，空腹感不很厲害，但是想要吃東西的慾望，打從心坎裏湧現，真令人受不了。

為了滿足咀嚼的慾求，診療所裏自由取食的醃製梅乾，是我克敵致勝的奇兵。梅乾核經常被我咬得稀碎有聲，我還無意間發現梅乾核內有一顆小核仔，咬來容易又酸甜好吃。真可謂「需要乃發現之母」。在石原診療所，竟然讓我發現梅乾內有雙仔的傳奇。

在診療所的洗手間內，放有尿糖的檢查試藥，自己可以測試尿裏是否有排糖分。

每天早上在飲用果汁前，我都用試藥檢查尿液反應。有糖分時，試藥會變茶色，其色愈濃則表示含糖量愈高。

第一天到第三天的試藥反應，都立刻顯現深茶色。藥物反應果真靈驗。儘管紅蘿蔔蘋果汁斷食療法有廣大的威力，一、二天就降低了尿糖，也未免太低估我斷食前的暴飲暴食。

第四天早上，一如往常我又到洗手間做試藥反應。不知是我睡眼惺忪看不清，抑是試藥偷懶，怎麼一點反應也沒有。再試一次看看，依然沒有動靜。真是奇蹟，尿裏已沒有糖分。換句話說，整整三天，糖分就從尿裏消失不見。

以後，每天早上的檢查，都看不到尿糖反應。通常，血糖值超過一七〇時，就會出現尿糖，而高達三二〇的我，竟然只花了三天，就降至一七〇以下，真是令人驚喜。

來到石原診療所，過了一週的星期三，接受石原醫生的診療。那時，再做尿糖與血糖的測試。

結果，血糖值由三二〇降至一三三，糖尿病若是血糖值保持在一五〇以下就沒問題。

對我而言，本來是應該注射胰島素的嚴重糖尿病患，卻花一個星期的果汁斷食就化險為夷。想想斷食前的暴飲暴食，的確領教了果汁斷食的強勁功力。

石原醫生讚許說：「做得很好啊……，臉色好，眼睛也清澈有神。從明天開始，改為濃湯三天，然後粥食三天……。」

好不容易，我的斷食生活結束，終於可以吃東西了，不覺地舒出一口氣。

不料，石原先生話畢，突然想到什麼似地說：「難得效果這麼好，再進行一星期的斷食，以血糖值降至一〇〇以下為目標試試看吧！嗯，這是個好主意。」

「走，到游泳池去。」醫生心情愉快地邊說邊走出診療室，而我卻一下子全身失去重心，覺得茫然不知所措。似乎，我的奮鬥從現在才開始。

（這份原稿是結束了二週的斷食，一邊喝著濃湯，一邊寫的。此時，血糖已降至八十三以下。）

## ●意想不到的強敵——濃湯

我的胃袋從方才開始就咕嚕地叫，而嘴裏不停地吁氣嘆息。現在，我正躺在石原診療所的寢室內，一心一意地渴望進食時間的來臨。我是完完全全地進入飢餓狀態。

為了治療糖尿病，我毅然地進行二個星期的果汁斷食，並且效果卓著，幾近四〇〇高值的血糖，降至八十三以下。但是，為什麼在斷食終了後，進入補食期時，會餓饞得如此情景呢？

補食和以往果汁斷食的液體流質食物不同，它是濃湯加少許的菜餚，頗有正餐的架勢。

在果汁斷食期間，壓抑不住想要吃東西的慾望，藉著咬碎梅乾仔才能勉強度過。

但是，本以為斷食後的補食應該比較輕鬆，不料是一關難過一關。

想想其間的差別，也不無道理。斷食時，早上八點、正午、下午五點，各喝一次果汁。一次量是三杯，約六〇〇CC，合計一八〇〇CC。加上早上十點有一次不加料的味噌湯，下午三點還喝薑汁。

換句話說，每二、三個鐘頭，就能吃點什麼。當覺得肚子餓的時候，至少就有東西進入口內。

但是，濃湯補食就不一樣。果汁只有早上八點一次，而且只有一杯。十點是盼望許久的濃湯，也僅只一碗。到了下午五點，也是濃湯。其間，下午三點有一碗薑汁。也就是說，從早上十點到下午五點的漫長時間裏，只靠一碗薑汁忍飢耐餓。

「現有的東西與想像中的東西都沒有，等於是失望。」因此，精神上的打擊與實質上的空腹感，共起干戈，而鬧出「肚子餓了！飯還沒好啊！」的悲劇。

其實，耐得住補食的煎熬，才能發揮斷食的效果。我咬緊牙根，喝了八天的濃湯，三天的粥食，合計十一天的補食。其間，「肚子餓！」的哀聲痛叫不可勝數。但是，忍耐奮鬥的決心終於有了回報，濃湯完畢時的血糖值已降至八十八。

接下來的飲食是，稀飯三天，然後是漸漸進入正常飲食的糙米食。濃湯這個強敵，終究敵不過我這堅強的意志力，再不久就要勝利得標，凱旋而歸。

## 斷食與體重（肥胖）

世界上有許多減肥的方法。其中，所謂的節食療法頗為盛行。不過，我認為斷食法可能比節食法來得輕鬆。

因為節食療法會經常覺得空腹感，而斷食療法是體內的消化吸收等生理機能，完全轉變為另一種狀態，不會有空腹的感覺。

希爾頓博士也說過：「最迅速、最確實又最安全的體重減輕法是斷食。同時，它也是能最確實地維持體重，不再重蹈錯誤飲食習慣的方法。」

當人變得肥胖時，多半會有懶散、欲睡等症狀，因而情緒消沉，社交活動減少，也喪失工作的慾望。尤有甚者，不再關心時事，對藝文活動提不起精神，缺乏知性的能力。

但是，隨著體重的減少，這些精神上的症狀也頓時消失，而且身體上會有許多的變化。

(1) 呼吸變得舒暢（不再上氣不接下氣）。
(2) 動作變得靈敏。
(3) 腹瀉、便秘（或其中之一）等消化系統症狀消失。
(4) 血壓降低，對心臟的負荷減少。
(5) 不再覺得腹部鼓脹或身體浮腫。
(6) 皮膚病消失。

## ●克服肥胖症二例

松田雅男（二十四歲，公司職員）身高一六二公分，體重一三五公斤，屬超級肥胖型人物。

個性溫和，做事一板一眼，是相當上進的好青年。但是，肥胖所帶來的倦怠感，使他無法撐得住公司的夜勤輪班制度，而辭掉高中畢業後五年來的職務。

其後，為了謀職，到各公司去應徵，卻因為那超級的體型，常常「引人震撼」。在四處碰壁下，從友人處得知石原診療所，於是下定決心施行果汁斷食療法。

在他的血液檢查值中，GOT、GPT、LDH、LAP等的肝臟機能值都不好，同時還有高膽固醇血症和高尿酸血症，正是所謂的「營養過剩症」。

松田先生如性格所示，很認真地進行斷食治療。但是，勸誘他做海水浴或運動時，總是畏縮不前。筆者常想，若能多做些運動，斷食的效果一定會更好，也許是長年的「超級肥胖」使他不願意在人前露臉吧！

從第一次果汁斷食以來的一年半裏，每兩個月一次（十天）到診療所，有規律地進行斷食治療。

如一六七頁表所顯示，GOT、GPT、LDH、LAP等的肝機能檢查值，

| | | | 正常值 | 1987年 8.28 | 1987年 10.29 | 1988年 8.29 |
|---|---|---|---|---|---|---|
| 血球成分 | 紅血球 | | 400萬～500萬／mm³ | 517 | 577 | 555 |
| | 白血球 | | 6000～8000／mm³ | 17.300 | 7.800 | 7.300 |
| | 血小板 | | 12萬～35萬／mm³ | 21.4 | 21.9 | 20.8 |
| 營養 | 總蛋白 | | 6.5g～8.0g／dl | 7.8 | 8.2 | 8.1 |
| 肝機能檢查 | 肝細胞內酵素 | GOT | 8 - 40單位 | 92 | 37 | 20 |
| | | GPT | 5 - 35單位 | 99 | 33 | 11 |
| | | LDH | 50 - 400單位 | 458 | 343 | 271 |
| | 膽道內酵素 | γ－GTP | 0 - 50單位 | 40 | 30 | 14 |
| | | LAP | 110 - 170單位 | 212 | 186 | 172 |
| | | ALP | 60 - 270 IU/ℓ | 114 | 122 | 111 |
| 腎臟 | 澱粉酶 | | 60 - 160單位 | | | |
| 腎機能檢查 | 老廢物 | 尿酸 | ♂3.5 - 7.9 ♀2.6 - 6.0 mg/dl | 20.5 | 14.3 | 12.9 |
| | | 胺基酸 | 0.7 - 1.5 mg/dl | 1.0 | 1.1 | 1.3 |
| | | 尿素、膣素 | 2 - 20 mg/dl | | 8 | |
| 動脈硬化檢查 | 脂肪 | 總膽固醇 | 130 - 250 mg/dl | 297 | 292 | 256 |
| | | HDL | 38 - 68 mg/dl | 25 | 26 | 30 |
| | | 中性脂肪 | 40 - 220 mg/dl | 186 | 166 | 154 |
| 炎症反應 CRP | | | (－) | (＋) | (－) | (＋－) |
| | | | (162cm) | 135kg | 112kg | 98kg |

在一年後已經完全地恢復正常，尿酸值雖然比正常值略高，但已經減低不少。膽固醇值也幾乎正常化。體重減少約四十公斤。

最近，勸誘他運動或外出，都已能欣然配合，動作也變得活潑，身心兩方面都顯現積極性，表情、聲音更見明朗。現在，終於又恢復上班族身分，每天過得朝氣蓬勃。

◇　◇　◇

海原秀夫（二十三歲，公司職員）身高一七三公分，體重一一二公斤，是高大肥胖型。

工作非常精明能幹，晚上交際應酬多，幾乎每天飲酒又多食油膩。在大學時代，舉凡滑雪、游泳、網球等運動樣樣精通，身材中等、不胖不瘦。不過，進入社會工作後，由於運動不足及過食，而變成了大胖子。

由於肥胖所引起的全身倦怠感，坐立都不舒服，因而放棄工作到石原診療所來。

他的尿液與血液檢查的結果，血壓是一三〇／一〇二，有糖尿病。同時，γ—

| | | | 正常　值 | 斷食前 | 斷食10日 | 斷食17日 | 斷食30日 |
|---|---|---|---|---|---|---|---|
| 血球成分 | | 紅血球 | 400萬～500萬／$mm^3$ | 526 | 492 | 529 | 528 |
| 血球成分 | | 白血球 | 6000～8000／$mm^3$ | 8.400 | 5.500 | 5.900 | 5.300 |
| 血球成分 | | 血小板 | 12萬～35萬／$mm^3$ | 20.1 | 18.0 | 22.5 | 15.1 |
| 營養 | | 總蛋白 | 6.5g～8.0g／dl | 8.8 | 7.4 | 7.9 | 7.6 |
| 肝機能檢查 | 肝細胞內酵素 | GOT | 8 - 40單位 | 171 | 81 | 72 | 44 |
| 肝機能檢查 | 肝細胞內酵素 | GPT | 5 - 35單位 | 316 | 179 | 129 | 61 |
| 肝機能檢查 | 肝細胞內酵素 | LDH | 50 - 400單位 | 582 | 369 | 367 | 320 |
| 肝機能檢查 | 膽道內酵素 | γ－GTP | 0 - 50單位 | 348 | 171 | 130 | 68 |
| 肝機能檢查 | 膽道內酵素 | LAP | 110 - 170單位 | 436 | 280 | 279 | 223 |
| 肝機能檢查 | 膽道內酵素 | ALP | 60 - 270 IU/ℓ | 166 | 126 | 141 | 123 |
| 腎臟 | | 澱粉酶 | 60 - 160單位 | 80 | | | |
| 腎機能檢查 | 老廢物 | 尿酸 | ♂3.5 - 7.9 ♀2.6 - 6.0 mg/dl | 6.3 | 11.6 | 15.6 | 8.1 |
| 腎機能檢查 | 老廢物 | 胺基酸 | 0.7 - 1.5 mg/dl | 1.0 | 1.0 | 1.0 | 0.9 |
| 腎機能檢查 | 老廢物 | 尿素、膣素 | 8 - 20 mg/dl | 14 | 11 | 8 | 8 |
| 動脈硬化檢查 | 脂肪 | 總膽固醇 | 130 - 250 mg/dl | 263 | 194 | 187 | 155 |
| 動脈硬化檢查 | 脂肪 | HDL | 38 - 68 mg/dl | 78 | 40 | | 39 |
| 動脈硬化檢查 | 脂肪 | 中性脂肪 | 40 - 220 mg/dl | 381 | 64 | 99 | 89 |
| 炎症反應 CRP | | | (－) | | | | |
| 尿檢查 | | 蛋白 | (－) | (＋) | (－) | (－) | (－) |
| 尿檢查 | | 糖 | (－) | (＋＋＋) | (－) | (－) | (－) |
| | | | (175cm) | 108kg | | | 90kg |

GTP、LAP值偏高，GOT、LDH也達高值。從這些資料顯示，係因飲酒過多，而造成肝汁瘀滯性肝障礙。而且，血中蛋白質也多（高蛋白血症）。總而言之，是「營養過剩症」。

他向公司請准長假後，住進石原診療所。最初的三天，也許是脫離了疲憊與「浮世紅塵」而來的安逸感。除了每天三次飲用紅蘿蔔汁外，全在熟睡狀態。但是，從斷食第四天開始，突然顯出精神，變得活潑好動。每天駕駛愛車，帶著午間的果汁，四處去兜風。

持續三十天紅蘿蔔汁斷食的結果，尿糖消失，血壓也降至一二〇／七〇的正常值，肝功能幾乎正常化，膽固醇、中性脂肪也全進入正常範圍。體重減至九十公斤，精神充沛地出院。

## 肝臟病痊癒

安原久女士（日本京都市，七十七歲，家管）

如表所示（一七二頁），GOT、GPT、LDH、LAP等肝機能的各種檢查值都不佳，白血球，血小板也少，不難發現這是慢性肝炎的症狀。

安原女士首次來院時，由於直至前日為止，都在注射治療肝炎的點滴，難怪「面如土色」。

醫生向她做了說明：「肝臟是消化器官，也是解毒臟器，若能利用果汁斷食使消化機能休息，就可能回復健康。」並且要求她進行一星期的果汁斷食治療。

結果，如表所示，肝機能的各項檢查值都顯現改善，而且紅血球也增加不少。

安原女士也許是中意了本療法，結束斷食之後，還繼續住宿兩個月，每天吃糙米當主食，飲用紅蘿蔔汁，不用說肝機能值的正常化，連四肢上的許多「尋常性乾癬」也一併療癒。

| | | | 正常值 | 1988.10.21. | 1988.11.2. |
|---|---|---|---|---|---|
| 血球成分 | 紅血球 | | 400萬～500萬／$mm^3$ | 408 | 429 |
| | 白血球 | | 6000～8000／$mm^3$ | 3.900 | 3.700 |
| | 血小板 | | 12萬～35萬／$mm^3$ | 12.5 | 15.6 |
| 營養 | 總蛋白 | | 6.5g～8.0g／dl | 7.4 | 8.2 |
| 肝機能檢查 | 肝細胞內酵素 | GOT | 8 - 40單位 | 76 | 38 |
| | | GPT | 5 - 35單位 | 74 | 50 |
| | | LDH | 50 - 400單位 | 510 | 284 |
| | 膽道內酵素 | γ－GTP | 0 - 50單位 | 38 | 22 |
| | | LAP | 110 - 170單位 | 175 | 130 |
| | | ALP | 60 - 270 IU/ℓ | 264 | 223 |
| 腎臟 | 澱粉酶 | | 60 - 160單位 | | |
| 腎機能檢查 | 老廢物 | 尿酸 | ♂3.5 - 7.9 ♀2.6 - 6.0 mg/dl | 4.3 | 4.3 |
| | | 胺基酸 | 0.7 - 1.5 mg/dl | 0.8 | 0.8 |
| | | 尿素、膣素 | 8 - 20 mg/dl | 15 | 13 |
| 動脈硬化檢查 | 脂肪 | 總膽固醇 | 130 - 250 mg/dl | 153 | 145 |
| | | HDL | 38 - 68 mg/dl | 34 | 31 |
| | | 中性脂肪 | 40 - 220 mg/dl | 75 | 66 |
| 炎症反應 CRP | | | (－) | (－) | (－) |

◇ ◇ ◇

〔手記〕十五年前，在膝蓋和手肘上長出一些如硬幣般大小的瘡疤。長年來，都用塗藥抹治。但是，一般的皮膚科、各大醫院的診斷結果，都不明所以，只是拿些藥「掩耳盜鈴」似地塗塗抹抹。

有一次聽友人說，貼藥膏可以痊癒，立刻跑去檢查，但醫生說無法全治。然後，瘡疤慢慢地擴散開來，每個部位都貼滿藥膏。

翌年開始，臉色就變黑了。

第二年的春天開始，肝臟變得不好。到了八月，身體虛晃不穩，終於在該月的八日起，住院八個月。隔年四月出院，每天還來往醫院注射點滴。

從七月左右，瘡疤突然蔓延至手指尖、腳底下，經常恥於面對外人。那時候，突然想到住院時有人提過石原先生的診療所，於是決定讓石原醫生以斷食法來治療。

直到十月二十日之前，每天都注射點滴，二十一日接受石原醫生的診察，立即開始斷食。

一個星期持續進行斷食並服藥，一個半月就完全根治，簡直出奇地令人驚訝。

我還參加石原醫生所主持的美國之旅，不僅如此，石原診療所就像是我的別墅，經常長期住宿。回到京都的家，仍繼續喝紅蘿蔔汁和糙米食，附近的人都讚許我比以前更健康、有精神。

## 慢性腎炎重見光明

川原秀樹（四十五歲，自營業）

數年來，由於慢性腎炎，血中的蛋白質減底（由尿液中流逝），又患貧血（紅血球數目減少＝由腎臟所分泌的造血因子不足），因而容易疲勞、全身倦怠、缺乏集中力。

間接地，顯示腎臟機能的血中氨基酸、尿素膣素值上升，主治醫生的診斷是：「非得進行人工透析治療不可。」

這時，從友人處得知石原診療所的療效，於是立刻住院，並施行一個星期的紅

| | | | | 斷食前 | 斷食後一週間 |
|---|---|---|---|---|---|
| 血球成分 | | 紅血球 | 400萬～500萬／mm$^3$ | 329 | 350 |
| 血球成分 | | 白血球 | 6000～8000／mm$^3$ | 8.200 | 6.900 |
| 血球成分 | | 血小板 | 12 萬～35萬／mm$^3$ | 25.0 | 30.1 |
| 營養 | | 總蛋白 | 6.5g～8.0g／dl | 6.6 | 6.8 |
| 肝機能檢查 | 肝細胞內酵素 | GOT | 8 - 40單位 | 23 | 23 |
| 肝機能檢查 | 肝細胞內酵素 | GPT | 5 - 35單位 | 13 | 23 |
| 肝機能檢查 | 肝細胞內酵素 | LDH | 50 - 400單位 | 876 | 344 |
| 肝機能檢查 | 膽道內酵素 | γ－GTP | 0 - 50單位 | 27 | 23 |
| 肝機能檢查 | 膽道內酵素 | LAP | 110 - 170單位 | 124 | 121 |
| 肝機能檢查 | 膽道內酵素 | ALP | 60 - 270 IU/ℓ | 132 | 128 |
| 腎臟 | | 澱粉酶 | 60 - 160單位 | | |
| 腎機能檢查 | 老廢物 | 尿酸 | ♂ 3.5 - 7.9 ♀ 2.6 - 6.0 mg/dl | 7.5 | 7.0 |
| 腎機能檢查 | 老廢物 | 胺基酸 | 0.7 - 1.5 mg/dl | 3.9 | 2.7 |
| 腎機能檢查 | 老廢物 | 尿素、膣素 | 8 - 20 mg/dl | 45 | 28 |
| 動脈硬化檢查 | 脂肪 | 總膽固醇 | 130 - 250 mg/dl | 212 | 246 |
| 動脈硬化檢查 | 脂肪 | HDL | 38 - 68 mg/dl | 174 | 155 |
| 動脈硬化檢查 | 脂肪 | 中性脂肪 | 40 - 220 mg/dl | | |
| 炎症反應 CRP | | | (－) | (－) | (－) |
| $\beta_2$微血球蛋白質 | | | (0.8-2.4MG/L) | 6.6 | 5.7 |

蘿蔔汁斷食。

結果，氨基酸值三・九↓二・七，尿素膣素值四五↓二八，而最能正確地表示腎臟機能的$\beta$微血球蛋白質也從六・六↓五・七，可見腎臟的功能已經回復。而且，紅血球數由三二九萬個增加為三五〇萬個，貧血現象也已改善。

尤其是腎臟病患特有的「土塌臉」已然不見，代之以紅潤健朗的面貌。身體感覺活力充沛，似乎可以逃過「人工透析」（洗腎）一劫了。現在，正努力朝向「完全療癒」的目標。

## 過敏性皮膚炎一掃而空

K首次到診所時，的確令人嚇一大跳。他的顏面簡直慘不忍睹，整個臉部腫脹成赤紫色，其中還滲著黃金色的濃汁；同時，乾化的汁液和皮膚混合一處，造成一臉破碎的斑駁裂痕。

以前，醫生也接觸過因為過敏性皮膚炎弄得皮膚又癢又難看，而造成拒學症的

R童，但從來沒有像K這般嚴重者。

當初，拒學症的R童和H，都在石原診療所接受斷食治療，並奇蹟似地痊癒。於是，我也說服K進行斷食療法。

正如K後述的體驗一樣，過敏性皮膚炎在斷食的第二、三天開始，會從皮膚排出大量的汁液，令人誤認病情顯現惡化。

其實，這是體內的毒素（皮膚病的真正原因）向外排泄的現象，稱為「瞑眩現象」，正如俗話說的「瞑眩不出，病不癒」，這個現象才是疾病好轉的治療過程。

一般染患過敏性皮膚炎不久的人，多半藉由一次的斷食就可痊癒。至於病齡在十年以上者，似乎需要二～三次的斷食治療。

## ●我的斷食體驗

K（日本東京，二十一歲）

我（大學生）在出生後第六個月，就染患過敏性皮膚炎。自幼即在皮膚科往診，塗抹副腎皮質荷蒙軟膏。這種藥膏雖然具有即效性，但結果還是會逐漸惡化，無法根治。如此，直到高中畢業，每天憂愁煩惱，卻苦無對策。

為了要重考大學，開始過著高四生的生活，也許是壓力過重使然，在重考第二年的十一月左右，經常塗抹的副腎皮質荷爾蒙軟膏的副作用一併爆發，臉上開始滲出汁液，變得紅腫，使我不敢於人前露臉。

這段時期到考試之間真是難捱，但是也許是深居苦讀之功，總算度過最黑暗的時光，大學也考取了，真是令人歡欣。不過，皮膚炎的情況一直未見好轉，心理的不安幾乎快令我崩潰。

## 瞑眩現象

這時候，從雜誌中得知石原診所，於是從鄉下趕到東京來，開始到石原診所往診，接受石原醫生的許多建議。

石原醫生的忠言，一直是我精神上的最大支柱。到了第五次時，醫生建議我進行斷食治療，我心裏對這種「苦刑」深感不安，但是為了求根治本，終於帶著忐忑的心，到伊豆的診療所去接受試煉。

第一天非常辛苦，不過，早、午、晚三次飲用的紅蘿蔔蘋果汁，意外地能滿足空腹感，而且睡神糾纏，經常忘了飢餓就一覺到天明。

這兩天裏，本來就惡化的臉部和胸部的皮膚狀態，更形嚴重。起初，心生疑懼並有誤解。事實上，這是體內的毒素一掃而出所致，即是所謂的「瞑眩現象」。

第三天和以往昏睡的情形迥異，頭腦十分清醒且有精神，以致，晚上睡不著覺。不過，已經習慣每天三次的紅蘿蔔蘋果汁的飲食。

斷食中，被視為第一個目標的是「宿便」的排泄。斷食二、三天後，體內只剩下紅蘿蔔蘋果汁的廢物，因此排便非常乾淨俐落。

這種排便狀態的極致是，體內的毒素變成宿便排出。據說，當此宿便排出後，身體會突然地變得健康起來。

而我好不容易才在斷食的第六天，排出這難得的宿便。不過，皮膚狀況一點也未見改善，心裏洩氣地認為「沒有這麼如意的事吧」。

## 二度斷食

斷食中，從石原診療所的諸位患者室友，領教許多關於飲食的建議。譬如，以糙米為主食，早上必定飲用紅蘿蔔蘋果汁。其他也只有麵條及使身體成鹼性的梅乾能入口而已。

最初聽到這些建議時，覺得這和自己以往的隨興吃喝大相違背，簡直沒辦法配合。如此八天來的斷食終告結束，體重從六十九公斤減輕為五十七公斤，略顯肥胖的體型恢復了健康的中等身材，這幾天來，不知從體內排泄出了多少毒素。

雖然滿懷充實感，但最重要的皮膚病卻未見起色，故仍心懷不滿。在診療所室友們的祝福下，離開了石原診療所。回到家後，在恢復普通進食之前，都以糙米飯糰裹腹。

在回到東京後的第三天，擔心的皮膚竟然明顯地回復起來。這種變化令我大為驚喜，對於診療所室友們的飲食建議，終於有了十足的信心。

接下來的六、七、八月，除了有些推卻不掉的交際外，每天的飲食生活都是糙米、糙米麵包、梅乾和麵條，皮膚也愈來愈好轉。

這份喜悅是筆墨難以形容，立即毫不遲疑地在九月又重訪石原診療所。

結束第二次的斷食後，病情過程是迂迴曲折——皮膚的狀態在好轉與惡化間來回變化——不過，波瀾起伏之後，終於歸於平靜。到了四月入學時，擔心能否過平常大學生活的隱慮，已在春風滿面下化為烏有，不但一年來飽嚐了新鮮人的喜樂，學業成績還拿了八個「優」等。

經過一年後的今天，平常獨處時，仍是堅持食用糙米、糙米麵包、梅乾、麵條、魚類和不添加化學調味料的菜餚。並且，每天不忘喝一次紅蘿蔔蘋果汁。

由於皮膚是非常纖細的組織，經常令人一喜一憂，而有皮膚疾患的人，我想比一般的人都較具有耐心吧！若能因皮膚疾病所訓練出來的耐力，來徹底改變自己的體質時，那麼，在患有皮膚病時所遭遇到的許多事，都將變成裨益自己的經驗，更是上蒼對自己人生的一項試煉。希望同病相憐者也能互相激勵，利用斷食療法的苦行歷練，為自己造就光明的未來。

## ●心智俱已成熟

C・O小姐（日本愛知縣，職員）

對我而言，過敏性皮膚炎簡直就是和自己的戰鬥。因為要捨棄多年來所接受的西式醫療，改就一百八十度般差異的石原式療法，確實需要非常大的勇氣與忍耐。

劇烈的瞑眩反應，再加上嚴格飲食限制下的斷食療法，使我在前途未卜的焦慮和疑惑下折磨，並無數次地陷入絕望中。

尤其我令難過的是，眼見新代謝旺盛的十幾歲年輕人回復得迅速，而自己（當時二十二歲）的情況卻毫無進展。但是，我還是信任石原醫生的處置，而這個選擇終究是正確的。

回想起來，這次體驗不僅是身體上的回復，似乎連心智也都成長。

以前走在街上，只有低著頭前進的我，的確是視野狹窄，恰似少了一片天空。總以為自己是天下最不幸的人，望眼所見只能讓我嫉妒，心懷怨恨。

但是，如今能抬頭挺胸地面對世人時，驀然發覺周遭景物是那麼溫暖開朗，而深深體會到四肢健全、不異於常人是多麼地幸福。

現在，我不進行斷食，也沒有飲食限制。但是，隨時不忘飲用紅蘿蔔汁。為了身心的健康，我將持之以恆。

## 白內障也痊癒

前記的C・O小姐是因過敏性皮膚炎而百般折磨。由於長年服用荷爾蒙藥及塗藥，在二十二歲的年輕時代就引起副作用而造成白內障。

當時來到石原診療所時，從斷食的第三天開始，視力愈來愈差，有一隻眼幾乎看不見了。對著暗自飲泣的C・O小姐，我只能安慰她：「這是瞑眩現象之一，俟斷食完畢後，視力一定會恢復。」

其實，自己心裏面也不時地擔憂，這位名門女校的大學生若真是失明了，該怎麼辦？但是，斷食結束後，她的視力一天天地回復，目前已經恢復正常。

而且首次的斷食後，看來療效並不顯著的過敏性皮膚炎，回家後也慢慢地好轉。

在畢業前的春假，C・O小姐再度來到本院實行斷食療法之後，已經完全地療癒。畢業後兩個多月，到診療所探訪的C・O小姐，氣色非常好，體重也增加，肌膚光滑，全身籠罩著一股詳和的氣息，好像是某名門的千金，令人難以想像她曾是過敏性皮膚炎的患者。

## 斷食適於精神病・心氣症的治療

斷食療法最適於精神分裂病中的心氣症，一般只要十天至二個星期的斷食，就可以消除妄想等一連串的症狀。

從臨床實例中得知，患有強迫觀念症候群的精神病，利用斷食的效果極大。同時，憂鬱患者於斷食七～十天後，病況好轉，二十～二十五天後，多半能完全康復。

不過，不論是任何一種精神病，發病後的日數愈短愈容易治癒。若是精神分裂發病在二年以內，可以完全根治，拖延至五年以上時，效果就大減。

# 後記

## 對斷食療法的中傷與責難

在最近幾世紀裏，我們的觀念都認為「增強體力必須進食」，而當生病失去食慾時，也都強調「要克服病魔，無論如何也要吃點東西……。」

事實上，這些想法是違背了自然的條理，而傷害了自己的健康。

但是，就因基於這些傳統的理論，對斷食的想法才會招致許多的責難與中傷。

平心而論，批評斷食的人都是一些沒有親身體驗斷食者，或對斷食一點概念也沒有的人。

英國的拉勃固立亞提醫學博士曾經諷刺地說：「一般對斷食中傷、責難的刊物，都是窮其一生也未曾少食一餐的人所論斷。」

從記錄影片中，曾經看過棲息極寒地帶的鹿群，由於大風雪，幾個星期都無法攝食而致全身骨瘦如柴，但是牠們卻依然活躍於雪地裏，鮮少喪亡。

沙漠或半沙漠的遊牧民族所飼養的牛、馬，經常處於半飢餓狀態中，但是牠們也是健壯如昔。

冬眠中的熊，長期間沒有進食，仍然能夠生產，並哺育幼熊。野生的雄海豹、雄鮭魚都有一段絕食的時期，而此時卻是牠們最活躍的時候。

不僅是動物，在人體裏面都蓄藏著脂肪、糖原質、維他命及礦物質等營養。健康人的身體利用這些營養素，可以維持數星期，乃至二、三個月以上的食物不足。因此，少吃一餐就有無力感，或覺得胃不舒服、疼痛、心焦氣躁，都是虛偽的食慾作祟。經常有空腹感的人，反而是一種病態。

我們不管空腹與否，只是變成習慣地到某一時間就進食。此外，飲食還兼具社交行為的功能，因而基於這些因素愈吃愈多，造成了疾病。

## 為什麼斷食致死立刻成為新聞

若是提及施行斷食療法而喪生的事件，則不論報紙、電視等傳播媒體就競相報導，把斷食描畫成非常危險的形象。這也是一般人排斥「斷食」的原因之一。

但是，仔細想想，在全國的許多醫院裏，每天有多少人死亡。而對於這些死亡者的病因、主治醫生是誰、用的是什麼藥、做了什麼手術，有任何一種媒體做過深入報導嗎？對於這些人的死因，有人指稱是藥物或手術的不當嗎？

比起因斷食而死亡的例子，世界上多的是因過食引起疾病，最後喪失寶貴生命的人。

所以，斷食而喪生之所以成為新聞，就和「狗咬人不足為奇，人咬狗才出名」的道理是一樣的。

## 斷食療法的本質

經過前些章節的許多說明，讀者們應該可以明白「斷食」為何物了吧。在這裏，對其本質再做一次總整理。

英語的cure（治療），是來自阿拉丁語的cure。Cure和aftercare（防護）的care（照顧、看護）是同根源。

所以，cure本來是意味著健康人的care（照顧、看護），最後才轉意為病人的「治療」。

同時，cure 和heal（治癒）一樣都是治療或治癒的意思，但是兩者的本源意思卻不相同。

譬如，外科醫生可以縫合傷口（此行為是cure＝治療），卻不能使傷口heal（治癒）。傷口癒合是生命力的一個過程，只有生命體才具有這項能力。

## 斷食是唯一可以信賴的治療法

希爾頓博士等人認為，斷食並不是人為的cure（治療），而是生理上的休養。換句話說，是肉體上、精神上等活動的停止和休息。這種休息是讓身體自我調整的良機。

幾乎所有的疾病都是因為過食或是身心過勞、壓力過重而引起，藉由斷食將這些病因消除後，體內就自然產生healing（治癒）的作用。

希爾頓博士曾說：「healing是生命的過程，它和生命體是相生相息，而斷食則是 healing 所必需的手段。」

在稿末，將各斷食專家的名言警語收錄於後，以為終章。

「許多的美食，出乎其助益之外，則會殘害人體。」（培基博士）

「斷食是恢復元氣的大功臣，一年三次的斷食可以淨化血液，根除毒素、病因，這比任何一種神丹妙藥更具功效。」（歐滋華特博士）

「在獻身醫療工作五十五年後，我必須如此高聲疾呼——斷食對人類而言，是唯一可以信賴的獨特治療法。」（提爾登博士）

# 快樂健美站

1 柔力健身球
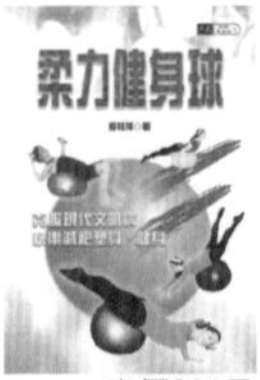

定價280元

2 自行車健康享瘦
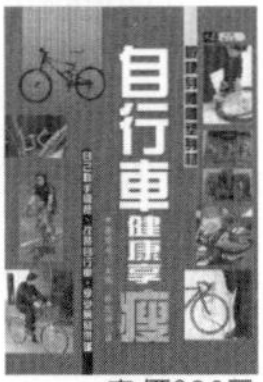

定價280元

3 跑步鍛鍊走路減肥
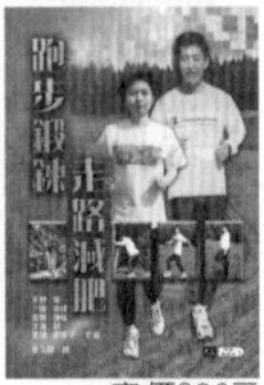

定價280元

4 創造健康的肌力訓練
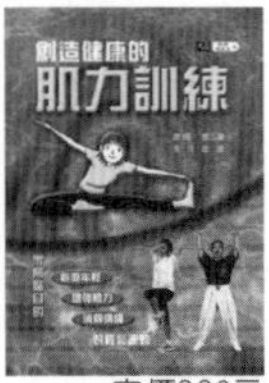

定價220元

5 舒適超級伸展體操
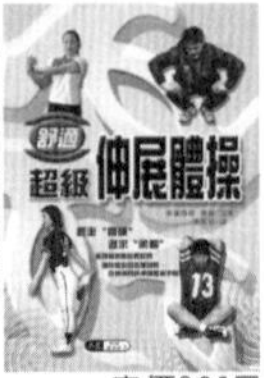

定價280元

6 水中有氧運動
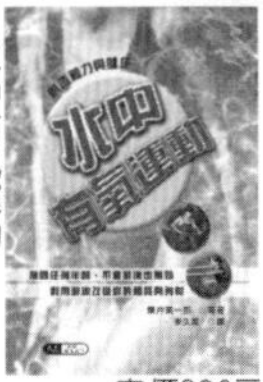

定價280元

7 雕塑完美身材
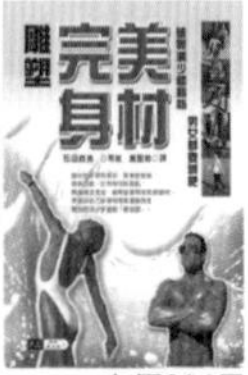

定價280元

8 創造超級兒童
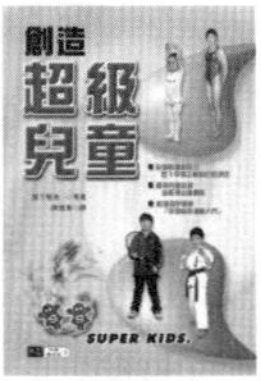

定價280元

9 使頭腦變聰明
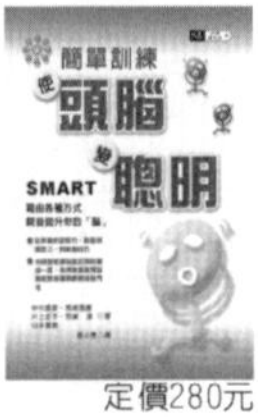

定價280元

10 防止老化的身體改造訓練
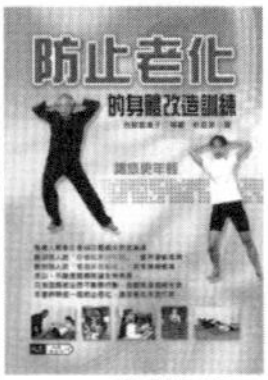

定價280元

11 三個月塑身計畫
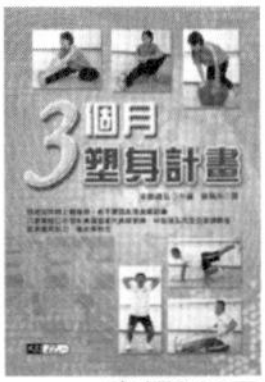

定價280元

12 懶人族瑜伽
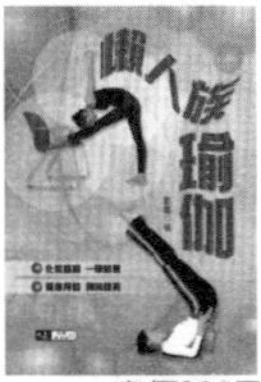

定價280元

13 忙裡偷閒練瑜伽基礎篇
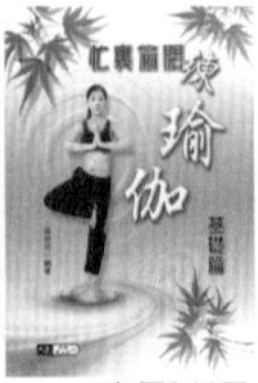

定價240元

14 忙裡偷閒練瑜伽祛病養生篇
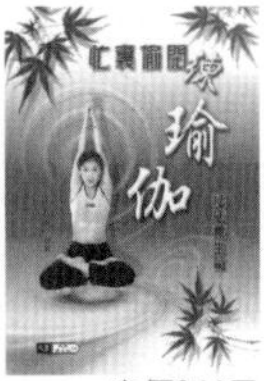

定價240元

15 健身跑激發身體的潛能
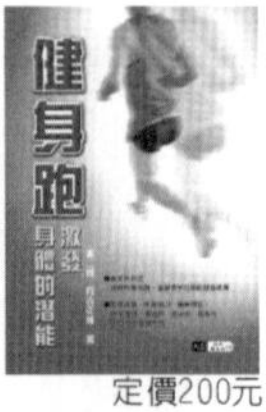

定價200元

16 中華鐵球健身操
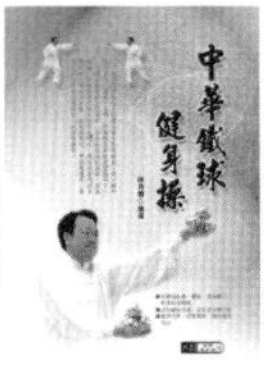

定價180元

17 彼拉提斯健身寶典
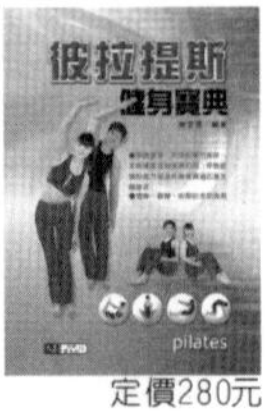

定價280元

18 全身保健操+VCD
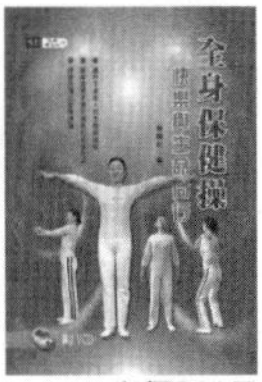

定價280元

19 瑜伽美姿美容
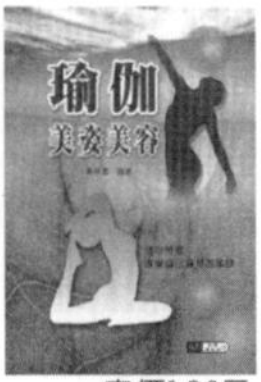

定價180元

20 豐胸做自信女人
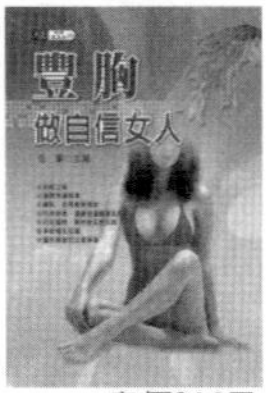

定價200元

21 輕鬆瑜伽治百病
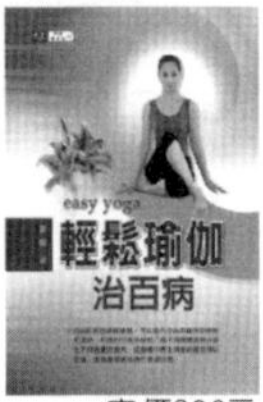

定價280元

22 瑜伽秀體小品
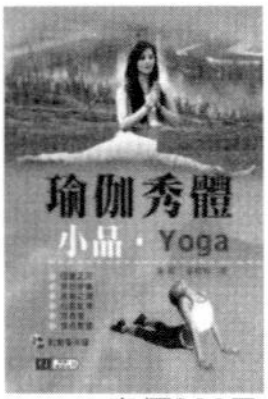

定價280元

23 熱舞瘦身小品
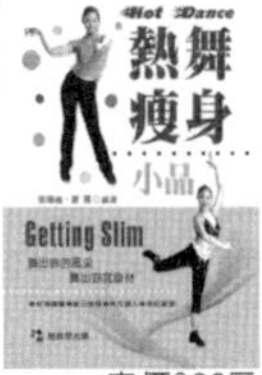

定價280元

24 整形打造美麗
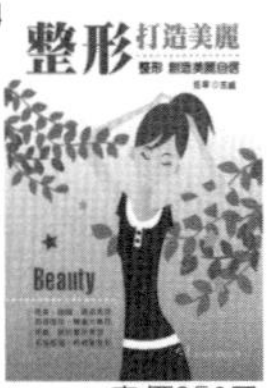

定價250元

25 排毒頻譜33式熱瑜伽+VCD
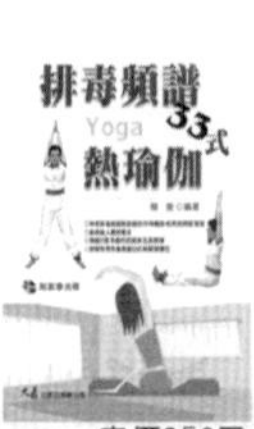

定價350元

26 太極操+DVD
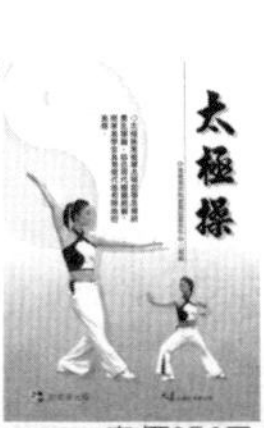

定價350元

# 歡迎至本公司購買書籍

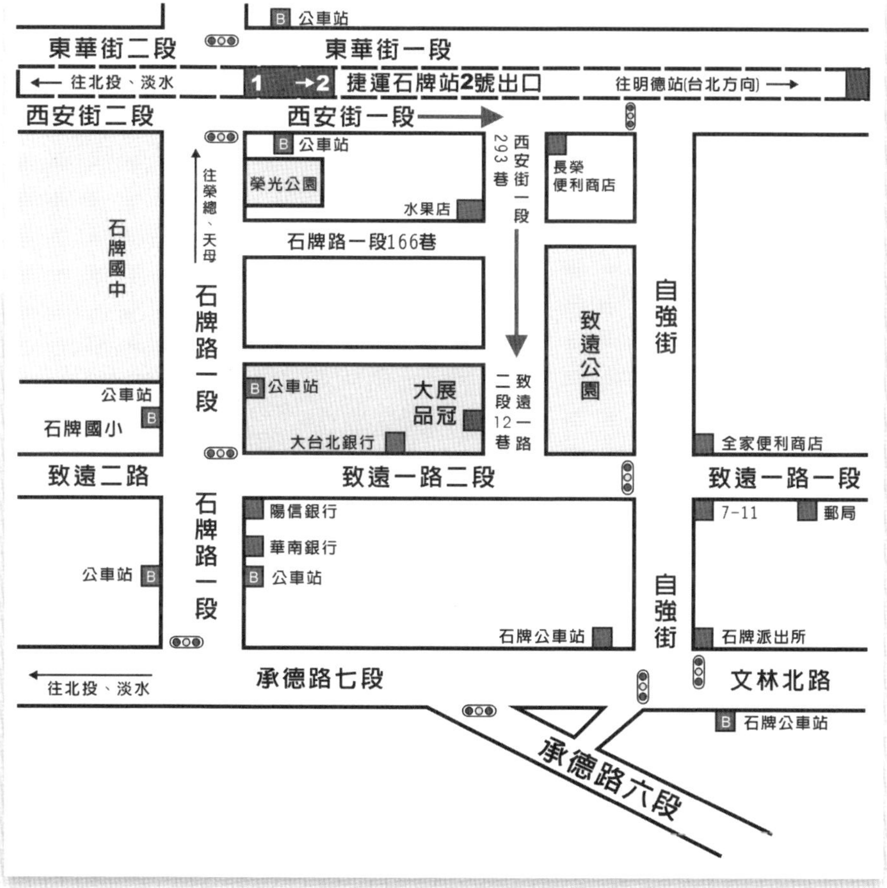


建議路線

1.搭乘捷運・公車

淡水線石牌站下車，由石牌捷運站２號出口出站(出站後靠右邊)，沿著捷運高架往台北方向走(往明德站方向)，其街名為西安街，約走100公尺(勿超過紅綠燈)，由西安街一段293巷進來(巷口有一公車站牌，站名為自強街口)，本公司位於致遠公園對面。搭公車者請於石牌站(石牌派出所)下車，走進自強街，遇致遠路口左轉，右手邊第一條巷子即為本社位置。

2.自行開車或騎車

由承德路接石牌路，看到陽信銀行右轉，此條即為致遠一路二段，在遇到自強街(紅綠燈)前的巷子(致遠公園)左轉，即可看到本公司招牌。

國家圖書館出版品預行編目資料

紅蘿蔔功效與斷食療法／李　辰 主編

－初版－臺北市，大展，2011 [民100.12]
面；21公分－（元氣系列；19）
ISBN 978-957-468-847-0（平裝）

1. 胡蘿蔔　2. 食療　3. 斷食療法

418.914　　100020648



# 紅蘿蔔功效與斷食療法

主　　編／李　　辰
發 行 人／蔡　森　明
出 版 者／大展出版社有限公司
社　　址／台北市北投區（石牌）致遠一路2段12巷1號
電　　話／(02) 28236031・28236033
傳　　真／(02) 28272069
郵政劃撥／0166955-1
登 記 證／局版臺業字第2171號
承 印 者／傳興印刷有限公司
裝　　訂／建鑫裝訂有限公司
排 版 者／千兵企業有限公司
初版 1 刷／2011年（民100年）12月

定　價／180 元

大展好書　好書大展
品嘗好書　冠群可期

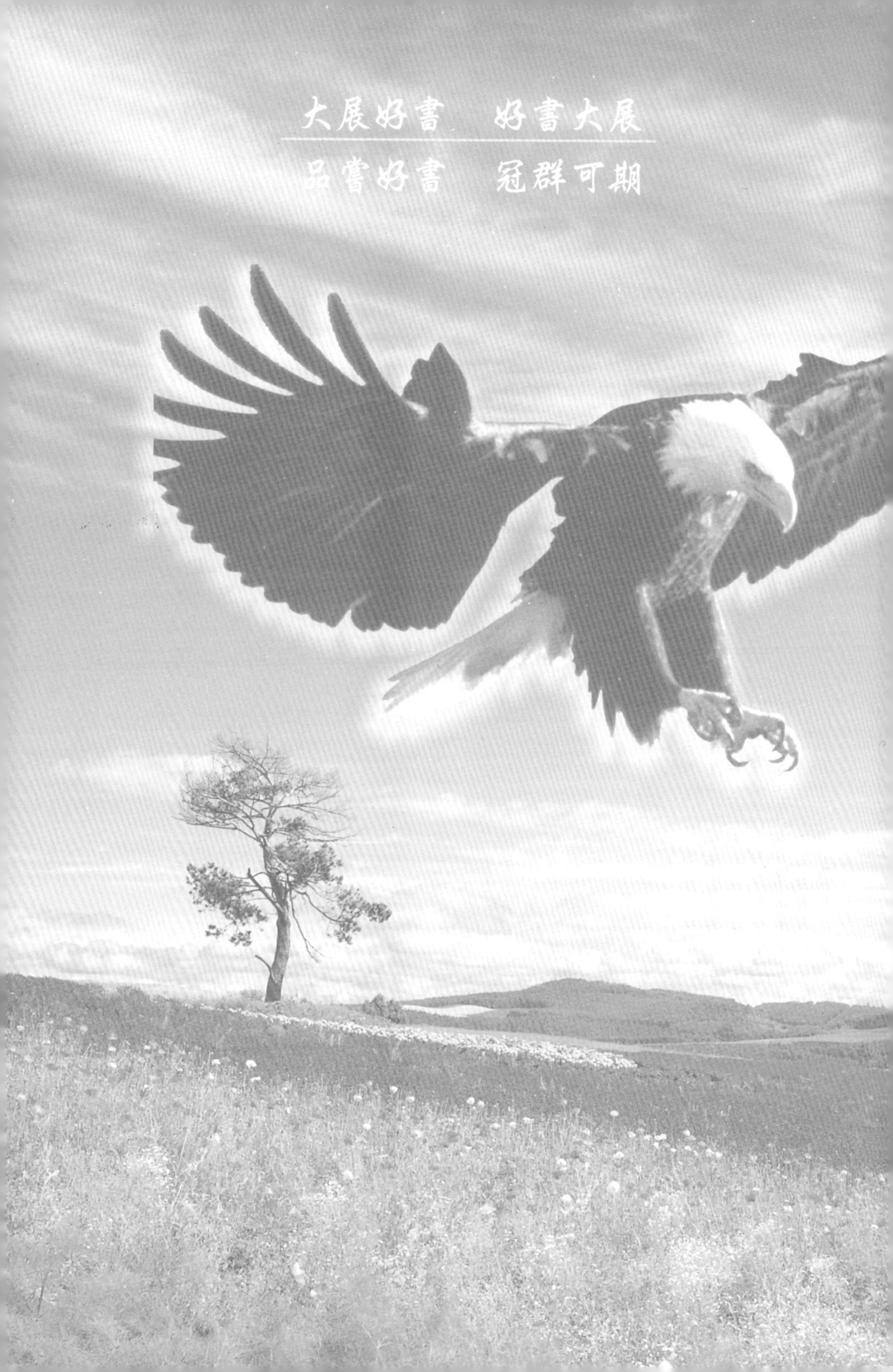
大展好書　好書大展
品嘗好書　冠群可期